Neurologie, neurochirurgie et soins infirmiers

Directrice de la collection :
Nicole Loraux

Directeur scientifique :
Professeur Hugues Gounelle de Pontanel

Marie-Claire Guillemin
Christiane Michel
Pascale Pradat
Colette Riéra
Hélène Vignard

NEUROLOGIE, NEUROCHIRURGIE ET SOINS INFIRMIERS

Éditions Lamarre
47, rue Saint-André-des-Arts
75006 Paris

Auteurs

Alain Djacoba-Tehindrazanarivelo
Attaché de consultation,
service neurologie
du professeur M.G. Bousser
Hôpital Saint-Antoine
(Paris)

Marie-Claire Guillemin
Cadre infirmier,
Groupe hospitalier Pitié-Salpêtrière
(Paris)

Pascal Laforêt
Chef de clinique,
service du professeur Brunet
Groupe hospitalier Pitié-Salpêtrière

Catherine Lubetzki
Praticien hospitalier,
service du professeur Agid
Groupe hospitalier Pitié-Salpêtrière

Vincent Meininger
Chef du service neurologie,
Groupe hospitalier Pitié-Salpêtrière

Christiane Michel
Cadre infirmier,
Groupe hospitalier Pitié-Salpêtrière

Marie-Claire Palierse
Cadre supérieur infirmier,
service du professeur Pierrot-Deseilligny,
Groupe hospitalier Pitié-Salpêtrière

Pascale Pradat
Praticien hospitalier,
professeur d'université,
service du professeur Pierrot-Deseilligny,
Groupe hospitalier Pitié-Salpêtrière

Colette Riéra
Cadre infirmier,
Hôpital Marchant (Toulouse)

Emmanuel Touze
Interne, service du professeur Agid,
Groupe hospitalier Pitié-Salpêtrière

Hélène Vignard
Cadre infirmier, Hôpital de Rangueil
(Toulouse)

ISBN 2-85030-200-7

Remerciements

Nous tenons à remercier les infirmières, les cadres infirmiers et les médecins des services des docteurs Brunet, Derouesne et Laplane du groupe hospitalier de la Pitié-Salpêtrière.

Michèle Perrigot, praticien hospitalier, Madeleine Dehesdin, infirmière, Francis Bolgert, praticien hospitalier et Marie-Odile Josse, attachée du service de réanimation, des services des professeurs Charles et Emmanuel Pierrot-Deseilligny, nous ont aiguillé grâce à leurs conseils éclairés.

Nous remercions également pour leur agréable et indispensable collaboration le docteur Bosquet, chef de clinique ainsi que l'équipe de médecins anesthésistes-réanimateurs et d'infirmières du service neurochirurgie du professeur Lazorthes de l'hôpital de Rangueil.

Préface

Le nouveau programme des études d'infirmières[1] a pour objectif de favoriser l'émergence d'un nouveau profil d'infirmier. Polyvalent, cet infirmier est apte à dispenser des soins dans toutes leurs dimensions préventives, curatives, de réadaptation et de réhabilitation, et est capable de manifester un réel professionnalisme.

Au plan pédagogique, le programme met l'accent sur la nécessaire cohérence entre les objectifs de formation et les pratiques professionnelles d'une part, ainsi que sur l'intérêt de développer chez l'étudiant le sens des responsabilités qui lui permettra d'élaborer son projet professionnel d'autre part.

L'enseignement est modulaire. Certains modules sont obligatoires pour tous les étudiants et ont pour objet l'acquisition de connaissances indispensables pour dispenser des soins infirmiers relevant du rôle propre de l'infirmière, ainsi que ceux réalisés sur prescription médicale. D'autres modules sont optionnels et permettent aux étudiants d'approfondir leurs connaissances dans des domaines liés à leur projet professionnel. Enfin, si la présence des étudiants aux travaux dirigés et aux stages est obligatoire, l'assistance aux cours est facultative. Les examens de première et de deuxième année sont supprimés au profit d'une validation par module.

Pour toutes ces raisons, autonomie importante des instituts de formation dans la délimitation des contenus, suppression des examens au cours de la scolarité, non-obligation de présence aux cours, nécessité de rapprocher les objectifs de formation des pratiques professionnelles et de développer chez l'étudiant le sens des responsabilités, il apparaît nécessaire d'offrir aux étudiants des ouvrages proposant des savoirs opératoires et indiquant clairement les compétences attendues au terme de la formation.

C'est à cela que s'attache la collection « Prépa DE infirmière ».

Le « testez-vous » et le « Formez-vous » en neurologie et neurochirurgie respectent en tous points le concept de la collection.

1. Lire indifféremment « infirmier, infirmière ».

Concept de la collection

1. But

Elle se fonde sur deux idées directrices : l'analyse de la fonction infirmière qui permet de regrouper les actes infirmiers sous forme de compétences ou d'activités, pour chaque discipline traitée, la définition et la transmission aux étudiants d'objectifs pédagogiques clairs, simples et pertinents eu égard aux activités de l'infirmière.

Le concept de la collection s'inspire du guide pédagogique élaboré par J. Guilbert pour l'OMS.

Regrouper les actes infirmiers sous forme de compétences, c'est tout d'abord tenter de combler l'écart entre la théorie et la pratique par la transmission de savoirs opérationnels. C'est ensuite et aussi créer un espace d'autonomie d'exercice où l'ensemble des actes infirmiers, quelle que soit leur nature (technique, relationnelle, éducative) est valorisé.

Valoriser la pratique infirmière et donner à l'étudiant un rôle actif dans son apprentissage sont les objectifs poursuivis par la collection « Prépa DE infirmière ». La structure des ouvrages tient le plus grand compte de ces objectifs.

2. Présentation des ouvrages

Chaque spécialité fait l'objet de deux volumes.

• Le premier, « Formez-vous », comporte autant de chapitres que de compétences recensées pour préparer les étudiants à un exercice polyvalent et dans un service spécialisé.

Chaque compétence fait donc l'objet d'un chapitre dans lequel sont successivement abordés les actes professionnels, les diagnostics infimiers, les connaissances requises en termes d'objectifs. Ils permettent d'acquérir la compétence requise.

Toutes les compétences sont traitées selon le même plan. Les compétences plus proches du module optionnel que du module obligatoire sont signalées par un astérisque dans le corps de l'ouvrage et dans la table des matières.

La dernière partie de l'ouvrage est consacrée aux fiches techniques.

• Le deuxième volume, « Testez-vous », est le complément indispensable du « Formez-vous ». Il permet à l'étudiant de s'auto-évaluer de manière conviviale et ludique. Il teste l'ensemble des connaissances identifiées comme indispensables pour acquérir les compétences souhaitées, ce qui est aussi le gage de meilleures performances pour l'étudiant. C'est enfin un outil indispensable pour se préparer aisément aux examens et contrôles des connaissances qui deviennent alors beaucoup moins anxiogènes.

Les auteurs, infirmières, cadres enseignants, médecins et le directeur de collection se sont attachés à identifier avec le plus grand soin l'activité infirmière pour mieux valoriser sa pratique. Ils espèrent ainsi contribuer à la promotion de leur profession.

Nicole Loraux

Directrice de la collection "Prépa DE Infirmière"

Table des matières

Troisième partie
COMPÉTENCES INFIRMIÈRES EN NEUROCHIRURGIE

Quatrième partie
FICHES TECHNIQUES

Les modules optionnels sont désignés par un astérisque *.

INTRODUCTION

Le contenu du « Formez-vous » en neurologie-neurochirurgie répond en tous points au programme des études d'infirmières en traitant l'ensemble des thèmes de neurologie ou de neurochirurgie susceptibles d'être l'objet d'un sujet d'évaluation ou d'examen, comme l'hémiplégie, l'accident vasculaire cérébral ou le traumatisme crânien. Il aborde aussi des maladies moins courantes, comme la sclérose en plaques ou la sclérose latérale amyotrophique, qui peuvent être considérées comme des maladies à appronfondir dans le module optionnel. Toutes les maladies mettent particulièrement en relief « les soins infirmiers relevant du rôle propre, liés aux fonctions d'entretien et de continuité de la vie et visant à compenser partiellement ou totalement un manque ou une diminution d'autonomie de la personne soignée... » (décret du 15 mars 1993 relatif aux actes professionnels et à l'exercice de la profession d'infirmier).

Les objectifs du «Formez-vous» sont clairs : apporter pour chaque compétence répertoriée, les connaissances et les savoirs pratiques nécessaires pour dispenser des soins infirmiers pertinents et attentifs. Ils se traduisent dans le plan de l'ouvrage.

L'ouvrage comporte quatre parties.

• La première, conforme au concept de la collection, présente, sous forme de tableau, la liste des compétences professionnelles mettant bien en évidence l'activité infirmière en neurologie et neurochirurgie.

• La deuxième partie comporte quatorze chapitres correspondant chacun à une compétence. L'ordre n'est pas indifférent, il tient compte de la fréquence des maladies rencontrées et de la difficulté de les appréhender. Chaque chapitre traitant d'une compétence comporte un tableau regroupant les actes professionnels, les diagnostics infirmiers prévalants et les connaissances nécessaires pour acquérir la compétence citée. Les contenus médicaux et soins infirmiers y afférant suivent immédiatement. Il est ainsi aisé de raccrocher les connaissances théoriques et pratiques à l'activité infirmière.

• La troisième partie, consacrée à la neurochirurgie, comporte cinq chapitres suivant le même plan que les chapitres de la deuxième partie.

• Enfin, la quatrième partie comporte des fiches techniques spécifiques à la neurologie et à la neurochirurgie. Ces fiches traitent principalement de la préparation d'un patient aux différents examens neurologiques et de la surveillance après examen. La ponction lombaire, examen essentiel et très courant en neurologie-neurochirurgie clôt cette dernière partie.

En conclusion, il s'agit d'une approche pédagogique soucieuse de combler l'écart entre ce qui est enseigné et ce qui est utilisé, et de favoriser l'articulation entre une formation obligatoirement globale et une pratique de plus en plus spécialisée.

I

COMPÉTENCES INFIRMIÈRES EN NEUROLOGIE ET NEUROCHIRURGIE

Liste des compétences infirmières

Neurologie

- Surveiller un patient présentant un accident vasculaire cérébral en phase aiguë
- Prendre en charge un patient atteint d'hémiplégie
- Communiquer avec un patient atteint de troubles neuropsychologiques
- Surveiller un patient sous traitement antiparkinsonien, l'éduquer ainsi que sa famille
- Prendre en charge un patient présentant une crise d'épilepsie
- Surveiller un patient épileptique traité par anticonvulsivants, l'éduquer ainsi que sa famille
- Assurer les soins et la surveillance d'un patient atteint de méningite
- Assurer les soins et la surveillance d'un patient paraplégique
- Prendre en charge un patient atteint d'une maladie musculaire ou myopathie
- Prendre en charge un patient atteint de sclérose latérale amyotrophique (SLA)
- Surveiller un patient présentant des migraines chroniques et/ou des algies vasculaires de la face
- Prendre en charge un patient atteint d'une polyradiculonevrite ou maladie de Guillain-Barré en phase d'évolution
- Participer à la rééducation des vessies neurologiques
- Prendre en charge un patient atteint de sclérose en plaques

Liste des compétences infirmières

Neurochirurgie

- Prendre en charge un patient présentant un traumatisme crânien avec perte de connaissance
- Surveiller un patient en postopératoire d'une chirurgie crânienne
- Surveiller un patient porteur d'une dérivation de liquide céphalorachidien
- Prendre en charge un patient opéré d'une tumeur de l'hypophyse
- Prendre en charge un patient venant de subir une intervention pour une hernie discale lombaire

Fiches techniques

- Préparer un patient pour des examens neurologiques et le surveiller à son retour
  - Scanner ou tomodensitométrie
  - IRM (imagerie à résonance magnétique) ou RMN (résonance magnétique nucléaire)
  - Doppler artériel cérébral
  - Artériographie cérébrale (angiographie)
  - EEG (électroencéphalogramme)
  - Électromyogramme
  - Potentiels évoqués
  - Biopsie musculaire
- Collaborer à la réalisation d'une ponction lombaire et surveiller le patient après l'examen

II

COMPÉTENCES INFIRMIÈRES EN NEUROLOGIE

Surveiller un patient présentant un accident vasculaire cérébral en phase aiguë (AVC)

Actes professionnels

- Effectuer une surveillance neurologique
- Repérer d'éventuels troubles de déglutition
- Surveiller les constantes cliniques
- Préparer le patient aux examens complémentaires
- Effectuer les soins de nursing
- Surveiller l'alimentation et les fonctions d'élimination du patient
- Instaurer le traitement prescrit et le surveiller
- Inciter le patient à verbaliser ses peurs et être rassurant

Diagnostics infirmiers prévalants

- Incapacité (partielle ou totale) de se laver, d'effectuer ses soins d'hygiène
- Incapacité (partielle ou totale) de se vêtir, de soigner son apparence
- Altération de l'élimination urinaire
- Constipation
- Négligence de l'hémicorps
- Altération de la mobilité physique
- Anxiété
- Incapacité (partielle ou totale) d'avaler

1

- Altération de la communication verbale
- Perturbation de l'image corporelle
- Altération des opérations de la pensée

Connaissances requises

- Citer les grands axes de la circulation artérielle du cerveau et les zones vascularisées
- Placer les artères sur un schéma muet
- Définir Accident vasculaire cérébral
- Décrire la symptomatologie de l'AVC
- Citer les deux mécanismes principaux responsables de l'AVC et leurs étiologies les plus fréquentes
- Citer les facteurs de risque des AVC
- Justifier les examens à visée diagnostique
- Définir Accident ischémique transitoire (AIT)
- Citer les grands principes de traitement et la surveillance qui s'y rapporte
- Expliquer les soins de nursing à apporter aux patients
- Citer les éléments de surveillance neurologique et leur but
- Décrire l'évolution des AVC
- Citer les grands principes de la relation d'aide

▲ Vascularisation cérébrale (rappel)

Mots clés : vaisseaux extracrâniens ; artère carotide interne ; vaisseaux intracrâniens ; controlatéral.

▲ Le système extracrânien

Quatre artères extracrâniennes (ou vaisseaux du cou) assurent la vascularisation du cerveau :
- les artères carotides internes droite et gauche ;
- les artères vertébrales droite et gauche qui se réunissent pour former le tronc basilaire.

→ ***Le système carotidien***

La carotide primitive se divise en deux branches :
- l'artère carotide externe qui vascularise la face ;
- l'artère carotide interne qui pénètre dans la base du crâne et se divise en branches artérielles à destinée cérébrale (*figure 1*).

Les deux principales branches sont :
- l'artère cérébrale moyenne ou artère sylvienne ;
- l'artère cérébrale antérieure (*figure 2*).

Les deux autres branches sont :
- l'artère choroïdienne antérieure ;
- l'artère communicante postérieure.

→ ***Le système vertébrobasilaire***

Il est constitué des deux artères vertébrales qui se réunissent pour former le tronc basilaire, qui donne des collatérales vascularisant le tronc cérébral et se termine en deux artères cérébrales postérieures.

▲ Le système artériel intracrânien

Au niveau cérébral, il existe un réseau anastomotique reliant les systèmes carotidiens droit et gauche et le système vertébrobasilaire : c'est le polygone de Willis *(figure 3)*. Les artères cérébrales antérieures droite et gauche sont réunies par l'artère communicante antérieure ; l'artère communicante postérieure relie la terminaison de l'artère carotide interne à l'artère cérébrale postérieure homolatérale.

Ce réseau anastomotique permet de contourner une occlusion artérielle. Il a en fait de nombreuses variables anatomiques et ne permet complètement la suppléance que dans quelques cas.

▲ La vascularisation du cerveau

Chaque artère prend en charge un territoire cérébral très précis, et l'occlusion d'une artère entraînera donc un tableau sémiologique caractéristique correspondant à la spécialisation fonctionnelle de la zone cérébrale atteinte.

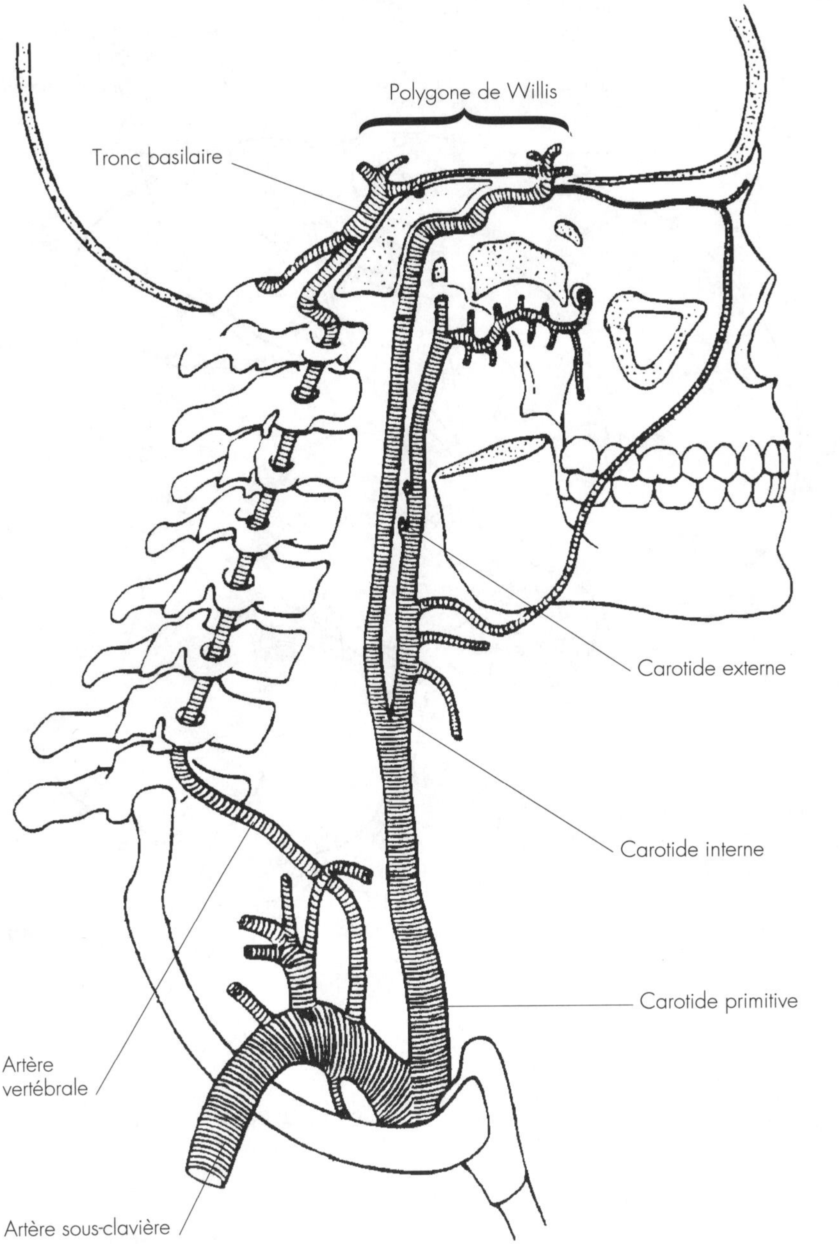

Figure 1 : Circulation artérielle du cerveau

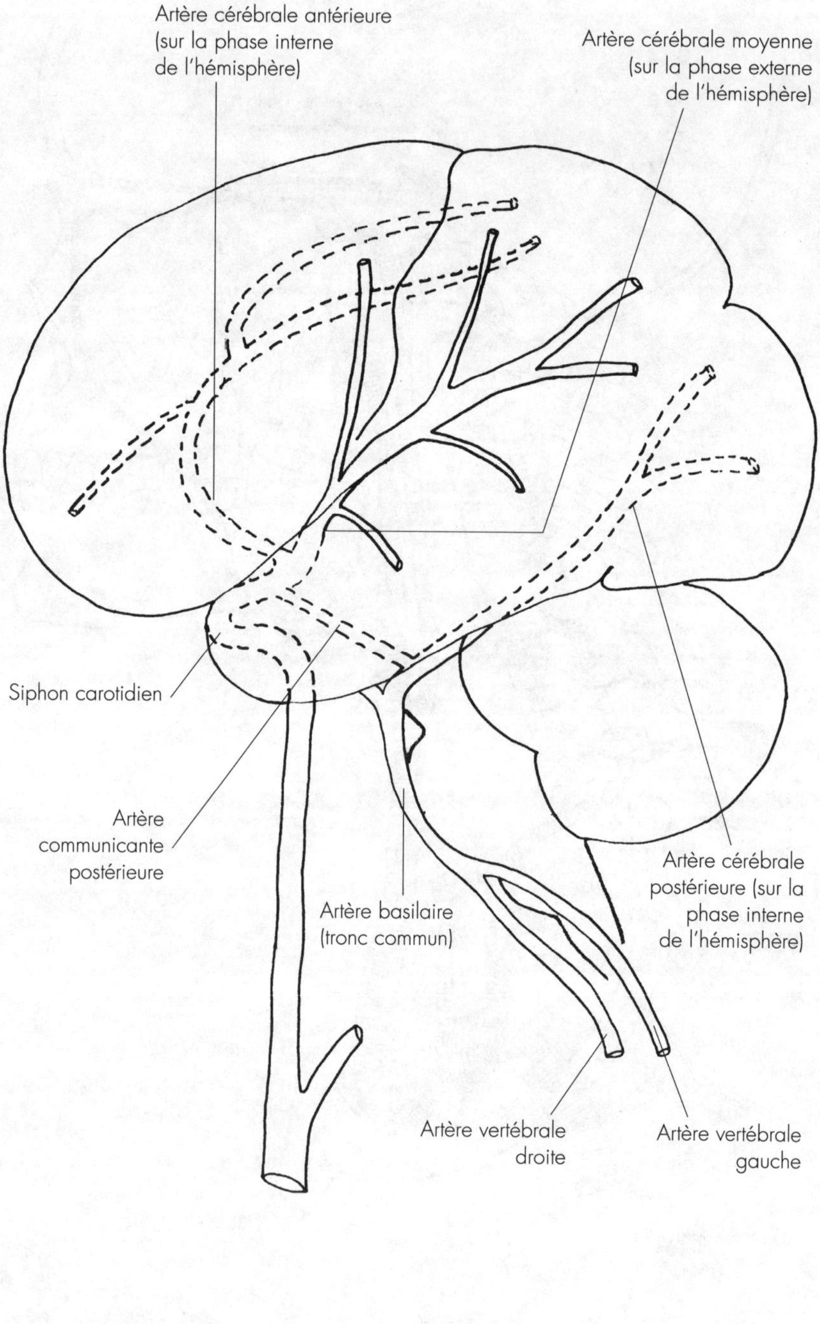

Figure 2 : Vascularisation du cerveau

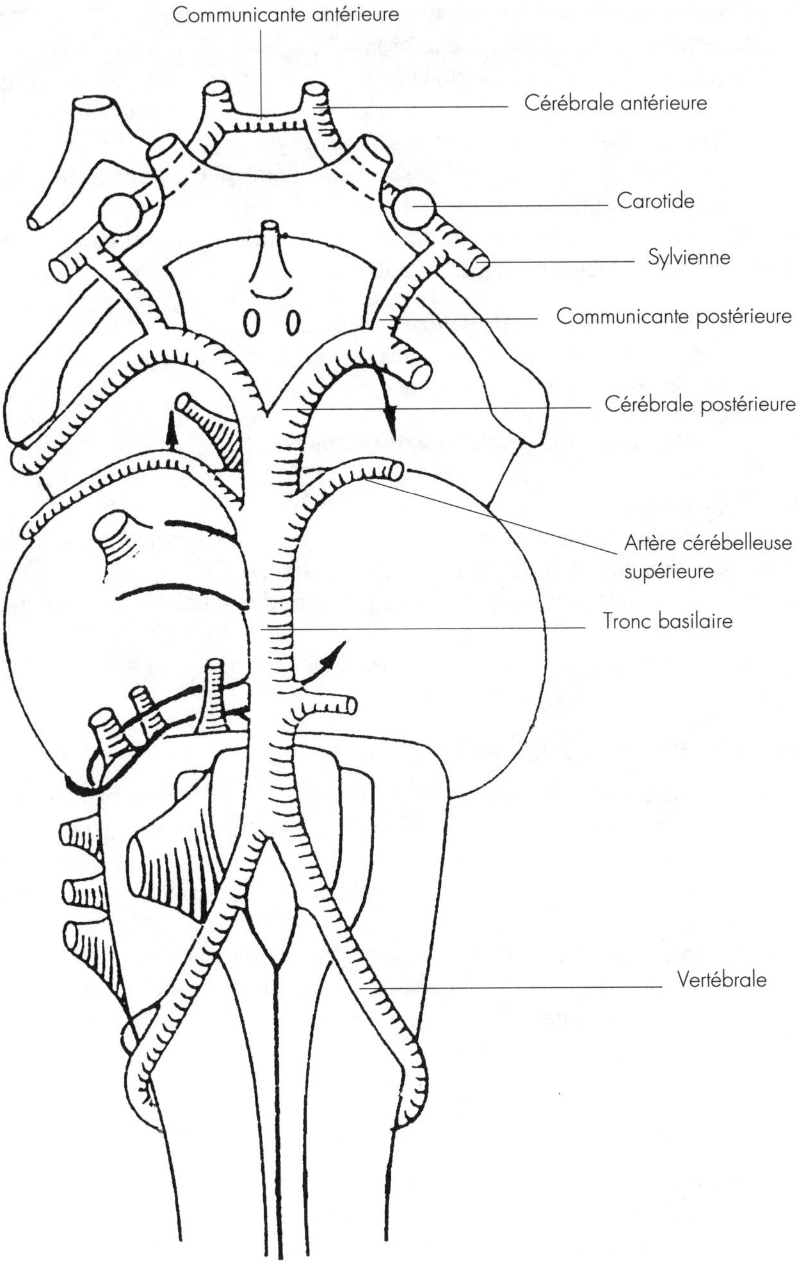

Figure 3 : Vascularisation cérébrale : polygone de Willis

→ ***L'artère cérébrale moyenne*** a deux territoires distincts :

- le territoire superficiel qui comprend :
  - la région corticale motrice de la face et du membre supérieur en avant de la scissure de Rolando et la région sensitive en arrière *(figure 4)* ;
  - le cortex assurant des fonctions neuropsychologiques. En fonction du côté : langage, calcul et geste dans l'hémisphère gauche, espace et attention dans l'hémisphère droit ;
- le territoire profond est celui de la capsule interne, région motrice, où sont regroupées toutes les fibres pyramidales.

→ ***L'artère cérébrale antérieure*** vascularise :

- la région corticale motrice et sensitive du membre inférieur ;
- la partie antérieure du lobe frontal.

→ ***L'artère cérébrale postérieure*** vascularise :

- le lobe occipital ;
- le thalamus.

En cas de lésion cérébrale, les troubles moteurs, sensitifs, visuels sont controlatéraux à la lésion cérébrale *(figure 5)* :

- accident vasculaire cérébral hémisphérique gauche : hémiplégie droite ;
- accident hémisphérique droit : hémiplégie gauche.

▲ L'examen des pupilles

Les pupilles sont normalement de même diamètre. Elles peuvent se dilater en mydriase dans l'obscurité ou être contractées en myosis ; le réflexe photomoteur normal (RPM) est une réaction en myosis quand on éclaire brutalement la pupille. L'inégalité du diamètre pupillaire est l'anisocorie.

L'anomalie pupillaire la plus significative est la mydriase unilatérale aréactive, c'est-à-dire une mydriase spontanée sans réaction en myosis à l'éclairement de la pupille lors de la recherche du RPM. Cela traduit une paralysie du troisième nerf crânien (III) du même côté.

▲ L'hémianopsie latérale homonyme

L'hémianopsie latérale homonyme (HLH) est un déficit unilatéral du champ visuel touchant les deux yeux depuis le centre du champ visuel jusqu'à la périphérie. Il ne s'accompagne pas de baisse de l'acuité visuelle.

L'hémianopsie latérale homonyme est recherchée à l'examen neurologique en demandant au patient de fixer un point en face de lui, sans déplacer les yeux ; l'examinateur situé en face de lui bouge ses doigts latéralement de chaque côté du champ visuel. Le patient doit dire s'il voit ou non les doigts bouger. L'examen est pratiqué les deux yeux ouverts et œil par œil.

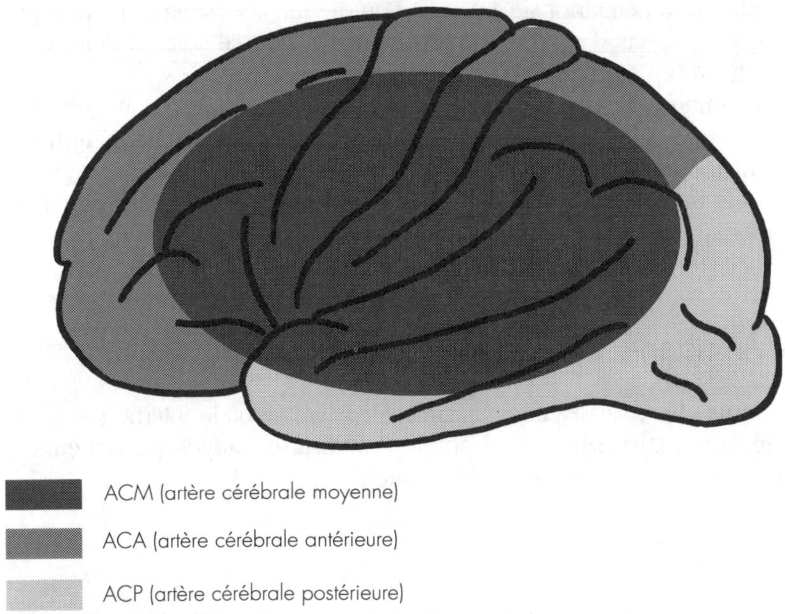

Figure 4 : Face externe du cerveau. Vascularisation cérébrale

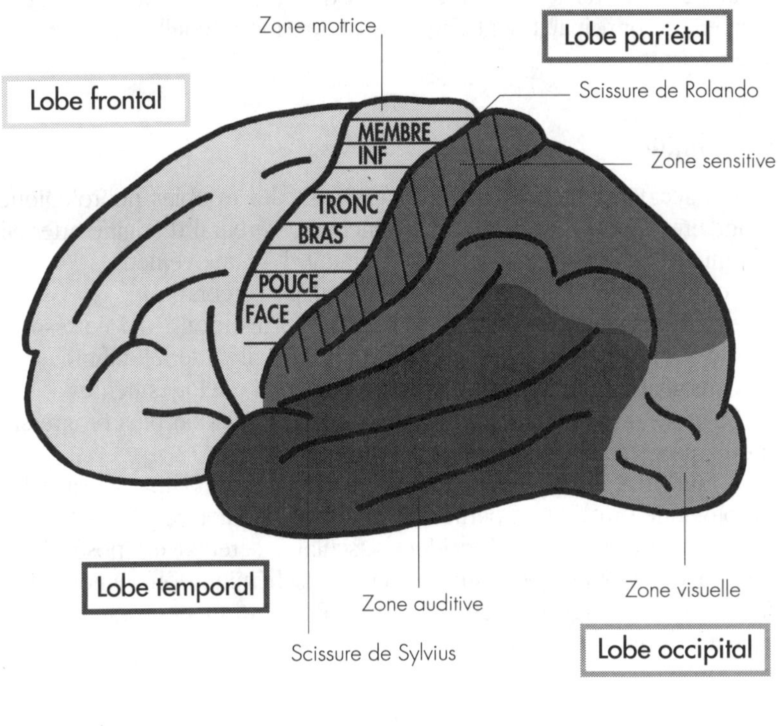

Figure 5 : Face externe du cerveau. Anatomie et fonctions

En cas d'hémianopsie latérale homonyme, le patient ne voit pas bouger les doigts d'un côté, droit ou gauche, que ce soit les deux yeux ouverts ou œil par œil.

L'examen clinique est complété en ophtalmologie par un examen systématisé œil par œil par détection du déplacement de lumière (périmétrie de Goldman).

Cela traduit une lésion des voies visuelles hémisphériques pariétale, temporale ou du lobe occipital controlatéral.

▲ Accidents vasculaires cérébraux

Mots clés : vaisseaux extracrâniens ; artère carotide interne ; système vertébrobasilaire ; artère cérébrale ; mydriase ; myosis ; ischémie ; hématome ; accident ischémique transitoire.

▲ Épidémiologie

Les accidents vasculaires cérébraux sont la troisième cause de mortalité dans les pays industrialisés, et une cause majeure d'invalidité et de handicap persistant. L'incidence est d'environ 150 cas/100 000 habitants par an. L'étude de leurs facteurs de risque est une priorité épidémiologique. Les principaux sont l'âge, l'hypertension artérielle et une pathologie cardiaque.

▲ Définition

Les accidents vasculaires cérébraux sont des troubles neurologiques secondaires à une souffrance du parenchyme cérébral d'origine artérielle ischémique ou hémorragique, plus rarement d'origine veineuse.

Le diagnostic clinique d'accident vasculaire cérébral est :

- évoqué devant un déficit neurologique focal (focal : qui correspond à une lésion anatomique précise, à un territoire artériel défini) ;
- d'installation rapide, de quelques secondes à quelques heures.

Le mode d'installation brutal s'oppose à l'installation plus progressive en quelques semaines ou mois d'une tumeur cérébrale.

Il faut bien sûr évoquer le diagnostic différentiel d'un autre accident neurologique brutal et en particulier une crise d'épilepsie.

Quand le diagnostic d'accident vasculaire cérébral est posé, il faut alors en préciser le mécanisme : accident ischémique ou hémorragique *(figure 6)*. Ce diagnostic est clinique, mais surtout neuroradiologique grâce au scanner cérébral.

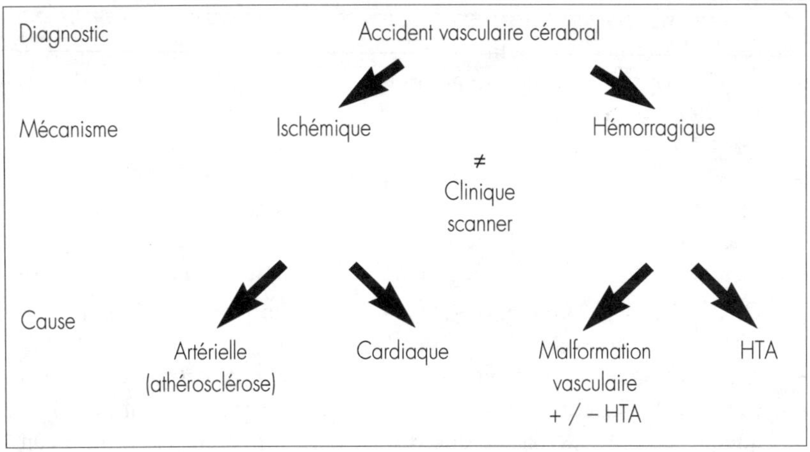

Figure 6 : Diagnostic et causes des accidents vasculaires cérébraux

▲ Les accidents ischémiques

→ *La physiopathologie*

Les accidents ischémiques sont la conséquence de l'arrêt de la circulation sanguine artérielle, entraînant une souffrance du parenchyme cérébral rapidement irréversible (ischémie cérébrale).

Le premier mécanisme est une *thrombose* artérielle : l'occlusion se fait en un point où l'artère est sténosée (sa lumière est rétrécie). C'est le cas de l'athérosclérose : la plaque d'athérome a réduit progressivement la lumière artérielle, la constitution d'un thrombus (caillot) entraîne l'occlusion complète et l'interruption du flux sanguin. La localisation la plus fréquente de la sténose athéromateuse est la bifurcation carotidienne (carotide primitive, artère carotide interne) et la bifurcation intracrânienne. Elle est accessible à l'exploration par le Doppler ou l'artériographie.

L'autre mécanisme est *embolique* : un thrombus se détache dans la circulation sanguine et va se bloquer dans une artère qu'il occlut. L'origine de ce thrombus peut être une plaque d'athérosclérose, mais la plus fréquente est cardiaque. Il se forme des thrombus dans les cavités cardiaques, qui peuvent se détacher et entraîner une embolie cérébrale d'origine cardiaque.

→ *La présentation clinique*

Elle est évocatrice d'un accident ischémique lorsque le déficit neurologique correspondant à un territoire artériel est d'installation brutale, quelques secondes à quelques minutes et sans signes d'accompagnement : pas de céphalées ni de troubles de conscience.

Les signes cliniques sont fonction du territoire artériel touché. Le territoire le plus fréquemment atteint est celui de l'artère sylvienne ou artère cérébrale moyenne (ACM) *(figures 4 et 5)*.

Les accidents vasculaires cérébraux dans le territoire de l'artère cérébrale moyenne entraînent :

- du côté opposé à l'atteinte artérielle :
  - une hémiplégie ;
  - des troubles sensitifs ;
  - une hémianopsie latérale homonyme ;
- du côté de l'hémisphère atteint, des troubles neuropsychologiques :
  - une aphasie en cas de lésion cérébrale gauche ;
  - une négligence de l'espace gauche en cas de lésion cérébrale droite.

Ce tableau peut être complet ou incomplet. En particulier, l'hémiplégie peut être :

- non proportionnelle, à prédominance brachiofaciale (prédominant au membre supérieur et à la face, respectant le membre inférieur) par atteinte corticale prérolandique du territoire superficiel de l'artère cérébrale moyenne ;
- proportionnelle (touchant de façon équivalente les membres supérieur et inférieur et la face) en cas d'atteinte capsulaire du territoire profond de l'artère cérébrale moyenne.

Les autres territoires artériels peuvent être atteints.

Les accidents vasculaires cérébraux dans le territoire de l'artère cérébrale antérieure entraînent :

- une hémiplégie alors à prédominance crurale du côté opposé à l'atteinte artérielle : le déficit prédomine sur le membre inférieur alors que le membre supérieur et la face sont respectés ;
- des troubles neuropsychologiques : syndrome frontal avec troubles du comportement, prostration ou agitation, grasping réflexe, incontinence urinaire.

Les accidents vasculaires cérébraux dans le territoire de l'artère cérébrale postérieure entraînent :

- des troubles visuels : hémianopsie latérale homonyme controlatérale ;
- des troubles neuropsychologiques en fonction du côté de l'hémisphère atteint : aphasie et troubles de la lecture (alexie) en cas de lésion de l'hémisphère gauche, négligence de l'espace gauche en cas de lésion de l'hémisphère droit.

Les accidents vertébrobasilaires avec lésion du tronc cérébral et du cervelet sont caractérisés par un syndrome dit alterne :

- une hémiplégie du côté opposé à l'atteinte artérielle ;
- des troubles sensitifs du côté opposé à l'atteinte artérielle ;
- une atteinte des nerfs crâniens du côté de l'atteinte artérielle ;
- un syndrome cérébelleux.

→ ***Le scanner cérébral***

Le scanner met en évidence une hypodensité limitée au territoire artériel touché. La lésion artérielle n'est pas visualisée mais uniquement ses conséquences sur le parenchyme cérébral. Ces images ne sont pas toujours visibles dans les premières heures suivant l'accident ischémique, mais un scanner pratiqué en urgence permet d'éliminer une hémorragie.

→ ***Les causes des accidents ischémiques et les bilans étiologiques***

Sténose artérielle d'origine athéromateuse

L'athérosclérose siège préférentiellement à la bifurcation carotidienne et à l'origine de l'artère cérébrale moyenne.

L'auscultation peut retrouver un souffle. On recherchera les facteurs de risque vasculaire :

- hypertension artérielle ;
- tabac ;
- diabète ;
- hypercholestérolémie.

Les examens complémentaires sont :

- l'échodoppler des vaisseaux du cou, de pratique très courante du fait de son innocuité ; il peut mettre en évidence une plaque athéromateuse, une occlusion artérielle ou évaluer les conséquences hémodynamiques du rétrécissement qui peut être chiffré (sténose à x %).
- l'artériographie, moins systématique. Elle permet d'explorer les vaisseaux extracrâniens mais aussi intracrâniens.

Les causes cardiaques emboligènes

De nombreuses pathologies cardiaques sont causes du développement intracavitaire d'un thrombus qui peut se détacher et migrer dans la circulation cérébrale :

- les troubles du rythme auriculaire et en particulier l'arythmie complète par fibrillation auriculaire ;
- les pathologies valvulaires, surtout le rétrécissement mitral ;
- les prothèses valvulaires ;
- l'infarctus du myocarde en phase aiguë, ou à distance du fait d'une hypokinésie de la paroi.

Le bilan comprend :

- l'examen clinique par l'auscultation, la découverte d'un pouls irrégulier ;
- l'électrocardiogramme ;
- le Holter permettant l'enregistrement sur 24 heures de l'électrocardiogramme ;
- l'échocardiographie.

→ ***Le traitement***

Il a pour but essentiel d'éviter l'aggravation de l'accident vasculaire cérébral, la récidive ou les complications, mais non de traiter l'accident vasculaire cérébral déjà installé.

Le nursing est essentiel pour maintenir les fonctions vitales et prévenir les complications de décubitus.

Le traitement anticoagulant n'est débuté qu'après la réalisation du scanner éliminant une hémorragie. Il s'agit d'un traitement héparinique qui sera dans certains cas relayé *per os*.

Le traitement antiagrégant a pour but de prévenir une récidive. Deux médicaments sont utilisés : l'Aspirine entre 100 et 300 mg par jour, ou la ticlopidine (Ticlid ®).

La chirurgie d'une sténose carotidienne (endartériectomie) a peu d'indications dans les accidents vasculaires cérébraux constitués.

En aucun cas la reperméabilisation d'une artère carotide occluse ne permet la récupération d'un déficit installé. La lésion du parenchyme cérébral s'installe en quelques minutes et n'est pas régressif en cas de reperméabilisation à long terme. Il est choquant pour les patients ou leur famille de savoir qu'une artère est bouchée, que le patient présente une hémiplégie massive qui récupère mal et que l'on n'essaie pas de « déboucher » cette artère occluse. Il faut savoir expliquer l'inutilité d'un geste chirurgical au patient et à son entourage.

→ ***Les accidents ischémiques transitoires (AIT)***

Il faut bien connaître cette forme d'accident vasculaire de présentation faussement rassurante, alors qu'il s'agit d'une urgence neurologique.

La définition est un déficit neurologique d'origine vasculaire durant moins de 24 heures. L'aspect bénin, rassurant puisque tout est rentré dans l'ordre spontanément, doit être annulé par la connaissance du risque majeur de récidive d'un accident vasculaire cérébral cette fois constitué, c'est-à-dire non régressif, dans les heures ou les jours qui suivent.

La prise en charge médicale est urgente pour rechercher la cause de cet accident vasculaire cérébral, et mettre en place un traitement prévenant le risque de récidive.

La pratique du scanner, qui dans ce cas est le plus souvent normal mais élimine formellement un accident hémorragique, permet la mise en place d'un traitement anticoagulant.

Le traitement anticoagulant est une urgence ; c'est un traitement héparinique à la seringue électrique.

Le bilan étiologique est comparable à celui des accidents vasculaires cérébraux ischémiques :

- le bilan artériel est fait par l'auscultation des carotides, par la pratique d'un échodoppler et, en cas de lésion, par une artériographie. Ce bilan peut mettre en évidence une lésion athéromateuse « menaçante » : plaque d'athérome ulcérée d'où un risque de détachement d'un nouvel embole ou sténose presque occlusive (> 90 %) de l'artère ne laissant passer qu'un filet de sang et qui risque de s'occlure complètement. Un geste chirurgical d'endartériectomie peut alors être fait en urgence ;
- le bilan cardiaque est fait en parallèle, pouvant aboutir à un traitement anticoagulant prolongé, ou à un traitement antiarythmique.

▲ Les hémorragies cérébrales

Elles représentent 20 % des accidents vasculaires cérébraux. On distingue :

- les hémorragies extracérébrales ou hémorragies méningées, sans localisation cérébrale, qui sont révélées par un syndrome méningé. Elles sont le plus souvent liées à la rupture d'une malformation artérielle d'une des artères intracrâniennes (anévrisme) ;
- les hématomes intracérébraux.

→ ***Clinique***

Il s'agit d'un déficit neurologique focal correspondant à un territoire anatomique.

L'installation est souvent moins brutale que pour l'accident ischémique, elle s'effectue progressivement, en quelques minutes à quelques heures.

Les signes d'accompagnement sont plus fréquents que dans les accidents vasculaires cérébraux ischémiques : céphalées et troubles de la conscience.

→ ***Le scanner cérébral***

Le scanner montre d'emblée une hyperdensité intraparenchymateuse localisée qui témoigne de la présence de sang. Dans certains cas, il y a présence de sang dans l'espace méningé et intraventriculaire.

→ ***Les causes***

- L'hypertension artérielle par lésion progressive des petites artères perforantes dont la paroi se fragilise et peut se rompre à l'occasion d'une poussée tensionnelle.
- Les malformations artérioveineuses.

Ces malformations artérioveineuses peuvent être visualisées sur l'artériographie et dans certains cas en IRM (imagerie à résonance magnétique).

→ ***Le traitement***

Il est le plus souvent symptomatique ; seuls quelques hématomes superficiels, le plus souvent liés à une rupture de malformation artérioveineuse, seront opérés en neurochirurgie.

▲ La surveillance d'un accident vasculaire cérébral en phase aiguë

Les complications à dépister sont :
- l'aggravation du déficit par extension de l'occlusion artérielle et de l'ischémie parenchymateuse, ou l'augmentation de l'hématome ;
- l'hypertension intracrânienne par augmentation du volume lésionnel. Le risque est alors l'engagement cérébral et donc la compression du tronc cérébral responsable de troubles de conscience, d'hémiplégie, de troubles pupillaires : mydriase aréactive unilatérale du côté opposé au déficit moteur.

Les fonctions neurologiques à surveiller sont :

- La conscience : les troubles de la conscience sont d'abord une somnolence anormale, une obnubilation puis un coma. Il faut noter l'adaptation des réponses à des questions simples, une grande lenteur, une tendance à se rendormir qui sont les premiers signes évoquant un trouble de conscience.
- La motricité : l'étude de la motricité recherche l'apparition d'un déficit moteur ou l'aggravation d'un déficit incomplet préexistant. Il faut demander au patient de bouger les quatre membres, serrer les mains, garder les membres supérieurs étendus, soulever les membres inférieurs du lit, faire une grimace.
- L'état des pupilles :

– noter la position spontanée des pupilles :
  - diamètre égal, intermédiaire, myosis bilatéral ou mydriase bilatérale ;
  - diamètre inégal (anisocorie) avec mydriase unilatérale ;

– noter le réflexe photomoteur (RPM) œil par œil ;
  - réflexe photomoteur normal ;
  - mydriase ne réagissant pas à la lumière.

Les constantes doivent être relevées et notées :

– surveillance de la respiration et de la tension artérielle et du pouls ;
– surveillance de l'hydratation ;
– recherche de troubles de la déglutition ;
– surveillance de la diurèse.

+surveillance signe vitaux p22.
+Soins

▲ Conclusion

Le pronostic des accidents vasculaires cérébraux est vital et fonctionnel.

En phase aiguë dans les premières semaines, le pronostic vital est engagé, à cause de la pathologie neurologique ou des complications du décubitus.

Ensuite lors du passage à la chronicité, le pronostic est fonctionnel avec un risque de handicap important retentissant sur les activités de la vie quotidienne. Les traitements médicamenteux ne peuvent pas actuellement modifier la récupération neurologique, et seule la rééducation peut modifier le handicap.

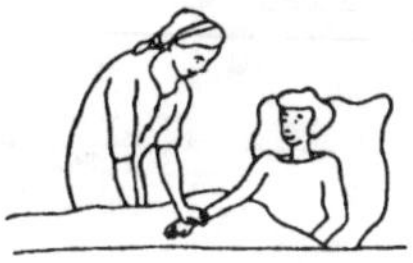

Prise en charge infirmière

La surveillance neurologique d'un patient atteint d'un accident vasculaire cérébral en phase aiguë porte essentiellement sur l'apparition des signes d'aggravation à vérifier toutes les demi-heures environ. Cette surveillance s'exerce à cinq niveaux :
- la conscience ;
- la force et la mobilité des membres ;
- les réflexes pupillaires ;
- la déglutition ;
- les signes vitaux.

La surveillance du niveau de conscience

Le patient peut osciller entre un état de conscience normal, une somnolence, une confusion voire une agitation et le trouble de conscience le plus profond (coma) d'installation parfois très rapide. Il est donc absolument nécessaire de tester l'état de conscience (*tableau 1*, p. 24).

• Le patient répond aux *stimuli verbaux* (le patient est endormi mais réveillable) :
- de façon *parfaitement adaptée* : conscience normale ;
- de façon *adaptée* lorsque les questions sont simples mais de façon imprécise si elles sont plus élaborées : coma stade I ;
- de façon *non adaptée* : pas de réponse aux ordres simples : coma stades II, III, IV.

• Le patient répond aux *stimuli nociceptifs* (c'est-à-dire est sensible à toute sensation douloureuse) :
- de façon *adaptée*, la réponse motrice est logique, le patient chasse le stimulus : coma stade II ;
- de façon *non adaptée*, la réponse motrice est inappropriée ou n'existe pas : coma stade III ;
- *pas de réaction* : coma stade IV (coma dépassé).

• Le patient présente ou non des *troubles neurovégétatifs* :
- pas de perturbations des grandes fonctions vitales, état normal : coma stade I et stade II ;
- présence de signes neurovégétatifs, hyperthermie, troubles du rythme, sueurs, etc : coma stade III ;
- grosses perturbations neurovégétatives et signes de décérébration : coma stade IV.

Une autre échelle pour évaluer l'état de conscience peut être utilisée : l'échelle de Glasgow (*tableau 2*, p. 24).

La surveillance de la force musculaire et de la mobilité des membres

Pour évaluer toute modification, il est indispensable :
- d'apprécier l'asymétrie du visage du patient en lui demandant de faire une grimace ;

- de lui faire serrer la main ;
- de lui faire mobiliser les membres supérieurs et inférieurs.

La surveillance du réflexe photomoteur

Il s'agit de rechercher la réaction de contraction pupillaire à la lumière : normalement, la réponse pupillaire est un myosis avec conservation du réflexe photomoteur alors qu'ici on peut observer une mydriase aréactive (ne réagissant pas à la lumière).

Attention : ne jamais dilater le malade pour un fond d'œil car la surveillance deviendrait impossible.

La surveillance des troubles de la déglutition

Ces troubles sont à tester avec quelques millilitres d'eau donnés à la cuillère ou à la seringue dans le but de dépister d'éventuelles fausses routes. Toute fausse route implique un arrêt de l'alimentation orale et la mise en œuvre d'une alimentation parentérale ou par sonde gastrique.

La surveillance des signes vitaux

Elle comporte : la surveillance de la tension artérielle, des pulsations et de la température afin de dépister :

- les modifications tensionnelles (hypo et hypertension) et assurer la surveillance du traitement anti-hypertensif prescrit ;
- les troubles du rythme, à type d'arythmie (risque d'emboles), d'où la nécessité de mettre le patient sous appareillage de surveillance cardiaque et de signaler toute modification du tracé électrique ;
- les hyperthermies qui peuvent être consécutives à un dérèglement des centres de la thermorégulation ou à un problème infectieux.

Outre cette surveillance, l'infirmière doit mettre en route le traitement et en surveiller l'efficacité :

- pour l'accident vasculaire cérébral *ischémique*, le traitement consiste en une héparinothérapie à la seringue électrique avec relais par anti-vitamine K par voie orale ou calciparine sous-cutanée (cf. Surveillance des anticoagulants, module cardiologie) ;
- pour l'accident vasculaire cérébral *hémorragique*, il n'existe pas de traitement spécifique . Il est donc nécessaire de surveiller le patient de façon très suivie, de lui éviter les efforts et de lui assurer en conséquence tous les soins de suppléance.

Les soins

L'installation

Le patient est positionné en décubitus dorsal, tête légèrement surélevée. Le repos strict au lit est obligatoire pendant les premiers jours.

Assurer le confort du malade doit être une priorité de l'infirmière : il convient de mettre à portée de main du patient sonnette, urinal, etc.

Si le déficit neurologique est important, il est indispensable d'installer un matelas anti-escarres.

L'hygiène

L'infirmière doit assurer la toilette quotidienne du patient, ainsi que les soins de bouche si besoin.

De plus, il est indispensable de surveiller l'état des téguments car le risque d'escarres est réel. Il faut mettre en œuvre les soins préventifs tels que des massages aux points d'appui, des changements de position toutes les deux heures et des toilettes répétées en cas d'incontinence.

L'alimentation

- Si l'alimentation normale est possible, l'aide aux repas est souvent nécessaire : couper les aliments, aider le patient à s'alimenter, surveiller d'éventuelles fausses routes. Il faut également maintenir une bonne hydratation : faire boire au patient environ un litre et demi par 24 heures en proposant de l'eau à intervalles réguliers, toutes les deux heures par exemple et noter la quantité de liquide ingérée.
- Si l'alimentation normale n'est pas possible en raison du risque de fausses routes, la mise en œuvre d'une alimentation parentérale ou par sonde gastrique s'impose.

L'élimination

• Pour *l'élimination urinaire*, il s'agit de surveiller les urines, d'effectuer une diurèse des 24 heures et de signaler une éventuelle incontinence.

En cas d'incontinence chez l'homme, poser un Pénilex de préférence. En revanche, si le patient ou la patiente présente une rétention urinaire (globe) ou une incontinence sévère, envisager sur prescription médicale la pose d'une sonde urinaire, qui nécessite d'effectuer tous les soins avec une asepsie rigoureuse et de fixer, pour les hommes, la sonde sur le ventre en respectant la position physiologique de la verge de façon à éviter les escarres de l'urètre.

Le retrait de la sonde doit être effectué dès que possible et la reprise de la diurèse doit être impérativement surveillée.

• Pour *l'élimination intestinale*, le risque majeur est la constipation. Elle est liée à la paralysie et renforcée par l'alitement. Il convient donc de noter le nombre et la qualité des selles et de transmettre ces informations aux autres équipes.

Le transit sera facilité par une alimentation riche en fibres, éventuellement diététique et par le maintien d'une bonne hydratation. L'infirmière est habilitée à administrer des laxatifs doux (suppositoires de glycérine et huile de paraffine.)

Conclusion

Du fait de la survenue brutale d'un handicap souvent sévère, le patient présente un niveau d'anxiété élevé que l'infirmière doit s'efforcer de réduire.

En cas d'aphasie, l'infirmière prendra le temps de lui expliquer clairement examens, soins et évolution et, selon les possibilités du patient, l'aidera à verbaliser ses peurs.

L'infirmière a un rôle de soutien essentiel.

Stade I	Stade II	Stade III	Stade IV
Coma vigile	**Coma moyen**	**Coma profond**	**Coma dépassé**
Réponse aux ordres simples	Réaction adaptée aux stimuli douloureux	Réaction inadaptée aux stimuli douloureux	Aucune réaction aux stimuli douloureux
Réactions aux stimuli nociceptifs	Aucun trouble neurovégétatif	Troubles neurovégétatifs associés : cardiorespiratoires	Réflexes abolis
Obnubilation Parfois agitation		Signes de décérébration	Gros troubles neurovégétatifs Mort cérébrale

Tableau 1 : Comas

Ouverture des yeux	
spontanée	4
à la commande	3
à la douleur	2
pas d'ouverture	1
Meilleure réponse verbale	
orientée	5
confuse	4
inappropriée	3
incompréhensible	2
aucune réponse	1
Meilleure réponse motrice	
– à la commande verbale	6
– à la stimulation douloureuse :	
- localisation	5
- mouvement de retrait	4
- flexion-décortication	3
- extension-décérébration	2
- aucune réponse	1

Tableau 2 : Évaluation des comas par le score de Glasgow
(Le score est obtenu par l'addition des chiffres dans chacun des 3 items 3 à 15)

✍

Prendre en charge un patient atteint d'hémiplégie

Actes professionnels

- Installer le patient dans son lit de façon adaptée
- Effectuer des changements de position fréquents et des massages aux points d'appui
- Collaborer à la rééducation passive
- Assurer les soins de suppléance sur le plan de l'hygiène et de l'alimentation
- Lever précocement le malade et l'installer dans un fauteuil
- Encourager toute forme d'autonomie en proposant une participation active aux soins et à la rééducation
- Offrir un soutien permanent au patient et à la famille
- Inciter le patient à s'exprimer, en l'absence d'aphasie
- Identifier les signes précurseurs d'un éventuel état dépressif

Diagnostics infirmiers prévalants

- Incapacité à s'adapter au changement dans l'état de santé
- Incapacité (partielle ou totale) de se laver, d'effectuer ses soins d'hygiène
- Incapacité (partielle ou totale) de se vêtir, de soigner son apparence
- Altération de la communication verbale
- Perturbation du concept de soi
- Constipation

2

- Altération de l'élimination urinaire
- Atteinte à l'intégrité de la peau
- Altération de la mobilité physique
- Altération des opérations de la pensée
- Incapacité (partielle ou totale) d'avaler
- Perte d'espoir
- Négligence de l'hémicorps

Connaissances requises

- Définir Hémiplégie et Syndrôme pyramidal
- Caractériser les fonctions des hémisphères droit et gauche
- Expliquer la physiopathologie d'une hémiplégie
- Énumérer les causes les plus fréquentes et les facteurs de risque (*cf.* AVC)
- Décrire les signes cliniques présentés par le patient (*cf.* AVC)
- Citer les traitements à mettre en œuvre, leur surveillance et les complications possibles (*cf.* AVC)
- Décrire les soins d'hygiène et d'alimentation à réaliser auprès du patient
- Citer les grands principes d'ergonomie à respecter pour le patient et le personnel
- Citer l'évolution et le pronostic de la pathologie
- Citer les grands principes de la relation d'aide

▲ Hémiplégie

Mots clés : syndrome pyramidal ; spasticité ; rééducation ; algo-neuro-dystrophie .

Introduction

Le syndrome pyramidal est l'association :

- d'un trouble de la commande motrice ;
- d'un trouble du tonus avec hypertonie spastique ;
- d'une modification des réflexes ostéotendineux qui sont anormalement vifs ;
- d'un signe de Babinski.

Les réflexes ostéo-tendineux

Ils sont recherchés en percutant les tendons avec un « marteau à réflexes ». La réponse est une contraction du muscle correspondant.

Le réflexe le plus connu est le réflexe rotulien : on percute le tendon sous la rotule et on obtient l'extension de la jambe.

D'autres réflexes peuvent être recherchés :

- • au membre inférieur, en plus du rotulien, réflexe achilléen : percussion du tendon du triceps sural qui entraîne l'extension du pied ;
- • au membre supérieur :
  - réflexe bicipital : percussion du tendon du biceps qui entraîne la flexion de l'avant-bras ;
  - réflexe tricipital : percussion du tendon du triceps qui entraîne l'extension de l'avant-bras.

Normalement, la vivacité des réflexes est variable suivant les individus ; certaines personnes ont des réflexes vifs, d'autres des réflexes très faibles. C'est la symétrie des réflexes qui caractérise la normalité.

Le signe de Babinski

Le réflexe cutané plantaire est recherché en grattant la plante du pied, du bord externe vers la base du gros orteil.

Dès l'acquisition de la marche, la réponse est une flexion du gros orteil.

En cas de lésion de la voie pyramidale, le réflexe est inversé avec une réponse en extension : c'est le signe de Babinski.

Définition clinique et anatomopathologique

L'hémiplégie est une cause de handicap moteur, qui doit être bien connue des soignants.

L'hémiplégie est :

- • un trouble de la commande motrice touchant un hémicorps (face, membre supérieur et membre inférieur) *(figure 7)* ;
- • secondaire à une lésion de la voie pyramidale dans le système nerveux central, cerveau ou tronc cérébral *(figure 8)* ;

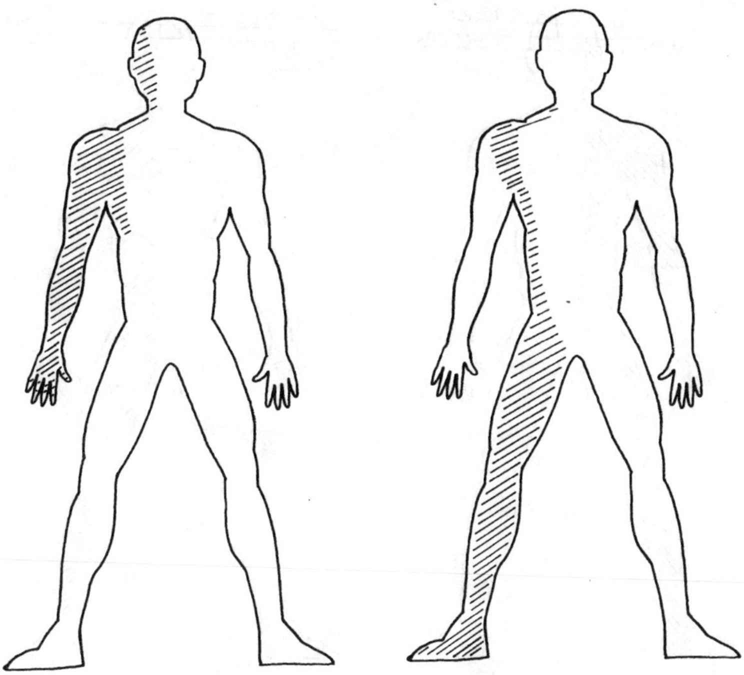

Figures 7 et 8 : Distribution des troubles moteurs de l'hémiplégie (ici droite)
7. par infarctus dans le territoire superficiel de l'artère cérébrale moyenne : hémiplégie à prédominance brachio-faciale : ici droite
8. par infarctus dans le territoire de l'artère cérébrale antérieure : hémiplégie à prédominance crurale

- controlatérale à la lésion cérébrale :
- lésion de la voie pyramidale gauche → hémiplégie droite *(figure 9)* ;
- lésion de la voie pyramidale droite → hémiplégie gauche *(figure 10)*.

▲ Clinique

L'hémiplégie est caractérisée par un syndrome pyramidal :

- déficit de la commande motrice ;
- réflexes plus vifs que du côté opposé normal et hypertonie spastique ;
- signe de Babinski.

Le déficit moteur prédomine :

- sur les extrémités : le pied et la main sont plus déficitaires que l'épaule ou la cuisse ;
- plus souvent sur le membre supérieur que sur le membre inférieur.

Le déficit moteur s'accompagne d'une hypertonie statique qui domine en extension sur le membre inférieur, en flexion au membre supérieur. Cette spasticité est souvent gênante ; elle entraîne une mauvaise position du pied à la marche et, au membre supérieur, elle peut provoquer une fermeture de la main en permanence.

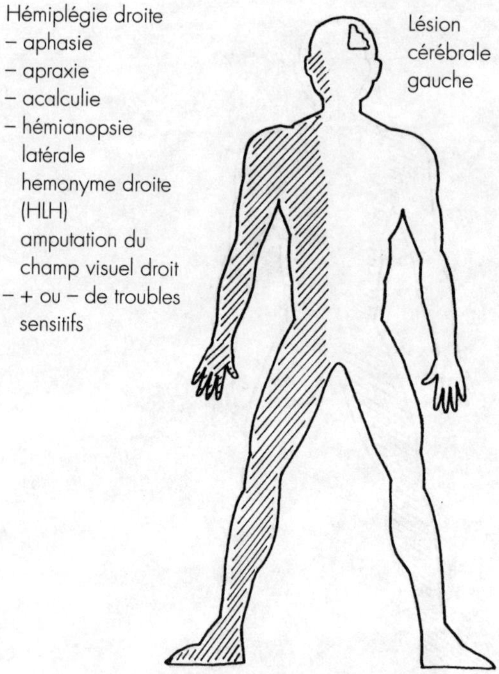

Figure 9 : Hémiplégie droite, par lésion cérébrale gauche et signes associés

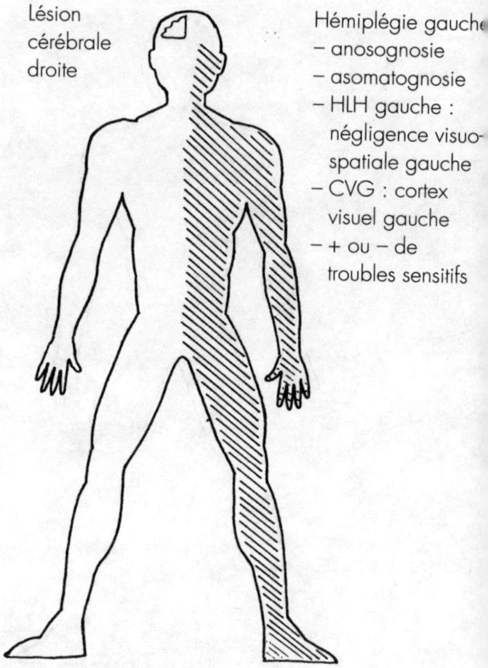

Figure 10 : Hémiplégie gauche, par lésion cérébrale droite

Il faut bien sûr tenir compte des troubles neurologiques associés :

- troubles sensitifs ;
- troubles du champ visuel (hémianopsie latérale homonyme) ;
- troubles neuropsychologiques, en fonction du côté atteint du cerveau :
  - aphasie, apraxie, acalculie dans les lésions hémisphériques gauches ;
  - négligence visuospatiale, anosognosie, asomatognosie, apraxie de l'habillage dans les lésions hémisphériques droites.

▲ Les causes des hémiplégies : des lésions cérébrales touchant les voies motrices

- Accidents vasculaires cérébraux.
- Tumeurs cérébrales.
- Traumatismes crâniens.
- Infections, abcès.

→ ***L'évolution***

La récupération est parfois complète, souvent malheureusement partielle. Le *traitement* spécifique de l'hémiplégie est la *rééducation* qui utilise la récupération motrice spontanée. La majorité des patients hémiplégiques pourront remarcher et cela même avec une récupération modeste de la commande musculaire. Le pronostic de récupération de la main est beaucoup plus sombre, la fonction de la main n'étant pas souvent récupérée.

Pendant l'évolution, plusieurs phases sont à prendre en compte.

• Une phase d'autonomie très réduite où le patient devra être aidé pour tous les actes de la vie quotidienne :
- la toilette, l'habillage ;
- la prise des repas ;
- le transfert au lit, au fauteuil, etc ;

C'est une phase de nursing.

• Progressivement, le patient pourra réacquérir une certaine autonomie qui devra être favorisée et encouragée.

Cependant, même chez un patient autonome, il faudra penser à l'aider pour des actes difficilement réalisables avec une seule main comme le lavage du membre supérieur du côté opposé au déficit, les soins des ongles, le lavage des cheveux, le découpage de la viande.

▲ L'algoneurodystrophie ou syndrome épaule-main : une complication à connaître et à prévenir

C'est un rhumatisme inflammatoire réactionnel, réflexe à l'hémiplégie.

→ ***Clinique***

• Douleur de l'épaule provoquée par les mobilisations du membre supérieur, parfois spontanée et nocturne.

• Douleur de la main qui est rouge, chaude et œdématiée.

Ce syndrome douloureux s'accompagne de limitations articulaires qui peuvent être irréversibles.

→ ***Prévention***

Il faut veiller à une installation au lit et au fauteuil qui ne soit pas traumatisante pour le membre supérieur hémiplégique

• Veiller à une bonne installation
- au lit ;
- au fauteuil : l'avant-bras posé sur un oreiller maintenant le coude, la main légèrement surélevée ;
- debout, par le port d'une écharpe.

• Ne pas « tirer » sur le membre supérieur hémiplégique quand on relève le patient, mais le maintenir par le thorax sous les aisselles.

• Éviter les ponctions veineuses ou artérielles, les perfusions du côté hémiplégique.

▲ Conclusion

L'hémiplégie est cause d'un handicap sévère dont la récupération ne sera souvent que partielle. La reprise d'une certaine autonomie à l'hôpital puis au domicile sera l'objectif de l'équipe de soins. Une prise en charge en rééducation spécialisée est très souvent nécessaire.

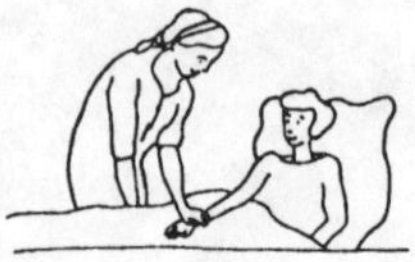

Prise en charge infirmière.

La prise en charge d'un patient atteint d'une hémiplégie est différente selon la phase dans laquelle se situe le patient :
- phase aiguë ou de perte de l'autonomie ;
- phase de récupération ou de réacquisition de l'autonomie ;
- phase chronique ou d'autonomie déficitaire.

La phase aiguë ou de perte de l'autonomie

Les soins ont pour but, d'une part d'éviter l'apparition des troubles tels que les escarres, les rétractions tendineuses, l'ankylose, les troubles thromboemboliques, les troubles respiratoires et de l'élimination, et d'autre part d'assurer une suppléance lors des soins quotidiens.

Il convient donc d'installer le malade en décubitus dorsal sur un matelas anti-escarres, de respecter les positions physiologiques (pieds à angle droit, bras en adduction) favorables à une bonne rééducation, et de placer des barrières de sécurité.

Le patient ne pouvant se mouvoir seul, il faut veiller à ce qu'il ne soit pas couché sur le côté paralysé pour éviter la compression tissulaire. Pour des raisons semblables, lors des prélèvements sanguins ou des perfusions, l'infirmière préférera utiliser le bras sain.

En ce qui concerne le membre supérieur déficitaire, il est important de soutenir le coude et de surélever la main à l'aide d'un coussin pour éviter l'œdème.

De plus, il est indispensable :
- de changer le patient de position toutes les deux ou trois heures pour alléger la compression des tissus ;
- de réaliser des massages fréquents aux points d'appui (talons, coccyx, épaules) qui favorisent la circulation ;
- de surveiller l'apparition de rougeurs et d'appliquer le protocole anti-escarres immédiatement ;
- de mobiliser passivement les membres et les articulations pour éviter l'ankylose.

Le patient présentant des déficits moteurs importants, il faut le suppléer pour la toilette, laquelle sera renouvelée aux moindres troubles d'incontinence urinaire ou intestinale pour éviter la macération des tissus, facteurs favorisant les escarres.

Au cours des soins, l'infirmière réalisera des mobilisations passives du pied pour éviter l'apparition de troubles thromboemboliques et testera la mobilité et la force musculaires, éléments en faveur d'une amélioration ou d'une aggravation.

Les soins de suppléance

Il s'agit en fait de soins qui tiennent compte du déficit du patient et qui visent à lui procurer confort et bien-être.

L'habillement

A cette phase, le patient sera de préférence vêtu d'une chemise américaine, fonctionnelle. Le vêtement sera enfilé par le bras déficitaire, l'autre manche étant plus accessible au bras valide.

L'alimentation

Dans un premier temps, l'alimentation est normale ou semi-liquide, mixée pour éviter les fausses routes. Il est important d'observer les capacités du patient, de l'installer et de lui couper les aliments, de l'aider à s'alimenter si nécessaire. Si le patient présente des fausses routes, il faut envisager de le perfuser ou de lui poser une sonde gastrique, sur prescription médicale.

La surveillance

L'élimination urinaire

Le patient peut avoir une élimination normale mais, compte tenu de l'alitement, il présente fréquemment soit une stase urinaire, soit une incontinence. Dans ce cas, pour l'homme, il faut préférer le Pénilex à la sonde urinaire ; pour la femme, il est souvent nécessaire de poser de façon transitoire une sonde vésicale.

Les soins de sonde sont quotidiens, voire pluriquotidiens avec toilette du méat urinaire à l'aide de compresses stériles et Dakin ou Cequartyl.

Le Pénilex est à changer quotidiennement après une toilette rigoureuse du pénis (décalotter le gland et effectuer le soin avec compresse et Dakin ou Cequartyl, toujours recalotter pour éviter l'œdème du gland ; ne jamais fixer le Pénilex avec du sparadrap).

La diurèse est à surveiller quotidiennement : si elle est basse, si les urines sont foncées, concentrées, malodorantes, il faut penser à une stase urinaire et poser sur prescription médicale une sonde vésicale.

L'observation de signes d'infection urinaire tels des urines troubles, une élévation de la température, doivent alerter l'infirmière qui pratiquera alors un examen cytobactériologique des urines sur prescription médicale.

L'élimination intestinale

L'alitement, le changement d'alimentation favorisent la constipation d'où une surveillance importante du nombre de selles émises (à noter sur la feuille de surveillance). Il est donc important d'adjoindre à une alimentation riche en fibres, de manière préventive, des laxatifs doux (huile de paraffine ou suppositoires glycérinés) et de veiller à une bonne hydratation (environ 1,5 à 2 litres par 24 heures).

Si les selles sont peu abondantes ou absentes, il est impératif de le signaler au médecin.

Les fécalomes sont des complications redoutables qu'il faut éviter, d'où la nécessité de déclencher précocement l'émission de selles par des touchers rectaux.

L'encombrement pulmonaire

Le patient hémiplégique présente souvent un encombrement et des infections pulmonaires favorisés par l'alitement et une diminution du réflexe tussigène. Il est donc important de faire pratiquer régulièrement au patient des exercices respiratoires : le faire tousser et cracher, pratiquer des vibrations thoraciques qui favorisent l'expectoration. Des aérosols à base de mucolytiques et/ou d'antibiotiques et/ou de corticoïdes sont nécessaires pour fluidifier les sécrétions bronchiques.

Toute augmentation de la température doit faire craindre un processus infectieux et doit être signalée au médecin.

La phase de récupération ou de réacquisition de l'autonomie

Les soins

En période de récupération, les soins infirmiers sont centrés sur la participation du malade aux activités de la vie quotidienne, l'objectif étant de favoriser une récupération maximale en vue d'une bonne réinsertion familiale et sociale. Ces soins portent sur :

- la toilette ;
- l'habillement ;
- l'alimentation ;
- l'élimination.

Dès que le patient commence à acquérir une certaine indépendance, il convient de l'inciter à se mobiliser seul en lui installant un matériel approprié dit « perroquet » et en lui proposant des barrières au lit pour lui faciliter les mises en position latérale *(figures 11 et 12).*

Quant à la mise au fauteuil, elle se fera sur avis médical et le plus tôt possible, afin d'éviter au maximum les complications pulmonaires, circulatoires et de décubitus. Le premier lever se fera très progressivement et sous surveillance de la tension artérielle pour éviter une hypotension orthostatique. Il ne doit pas excéder, en principe, une demi-heure le premier jour. Il se fait avec le kinésithérapeute et nécessite la participation d'au moins deux personnes.

Le bras paralysé du patient doit être soutenu pour éviter une subluxation de l'épaule et reposer sur un oreiller ; la main doit être légèrement surélevée pour favoriser un drainage de retour.

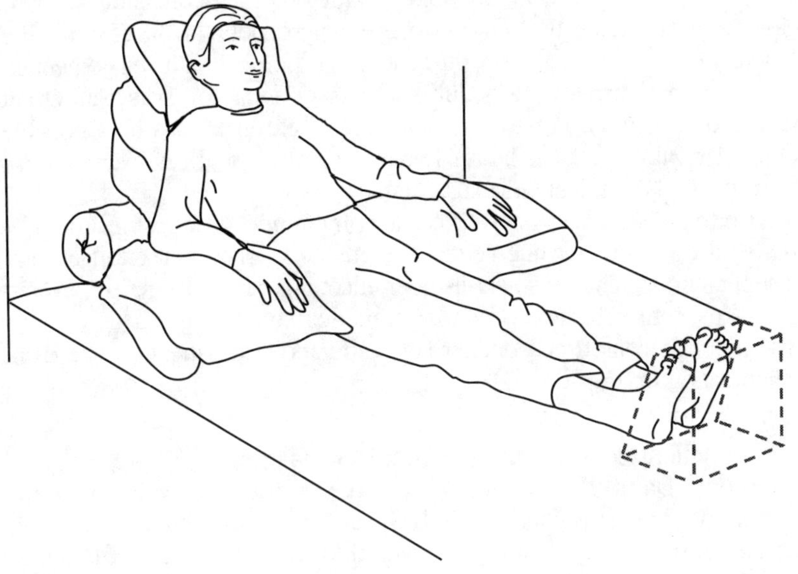

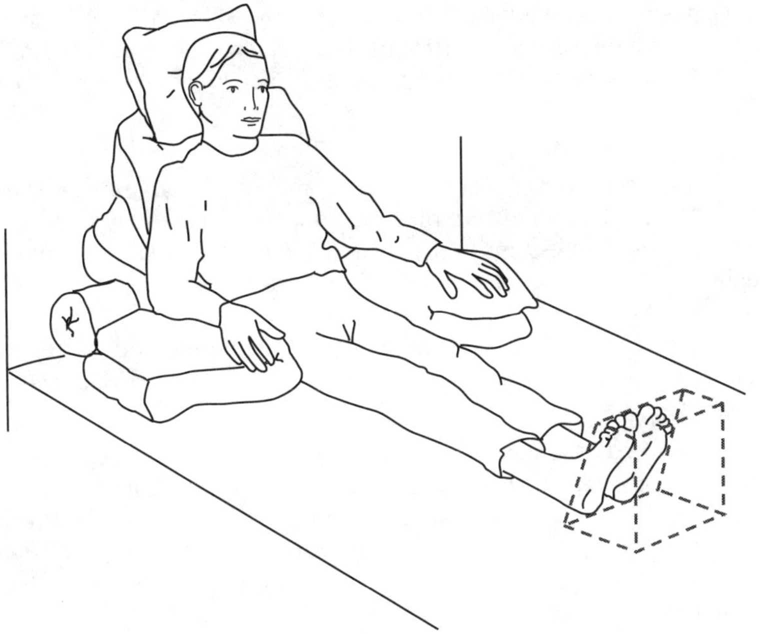

Figures 11 (en haut) et 12 (en bas) : Positions demi-assise et assise

Le corps doit être bien calé au fond du fauteuil, les pieds posés à plat sur le sol et chaussés.

Le plus tôt qu'il sera possible, il faut obtenir du malade sa participation à la rééducation de son bras paralysé pour favoriser l'entretien articulaire et la réintégration du schéma corporel. Il faut également lui apprendre à lâcher les objets, lui conseiller de tenir son bras paralysé au niveau du poignet avec sa main valide et de l'élever le plus haut possible. Cependant, il ne faut pas laisser le malade réaliser seul ces exercices trop souvent car ils augmentent la spasticité.

Cette rééducation passive est accompagnée d'une kinésithérapie active. Il est important que l'équipe soignante valorise tout effort et toute récupération si minimes soient-ils pour encourager le malade à persévérer.

Dans cette phase de récupération, les soins visent à assurer un maximum de confort et à obtenir la collaboration du patient en vue d'une récupération maximale.

L'hygiène

Le patient sera amené à prendre en charge sa toilette, progressivement. Dans un premier temps, il est nécessaire de l'installer confortablement assis dans son lit, bien calé par les oreillers et de disposer devant lui ses affaires de toilette. Il faut lui demander d'effectuer la toilette du visage puis, petit à petit, celle des bras et du thorax, l'aider si nécessaire et faire preuve de patience tout en l'encourageant.

Dans un deuxième temps, la toilette pourra se faire devant le lavabo (toujours complétée par l'infirmière), pour favoriser la réadaptation. Le plus tôt qu'il sera possible, on proposera une douche ou un bain au patient.

L'habillement

L'utilisation des vêtements personnels est souhaitable, mais il faut veiller à ce qu'ils soient amples et, dans la mesure du possible, à fermeture aisée (pressions, Velcro). Il est bon de conseiller au patient d'enfiler son vêtement au bras déficitaire avec son bras valide et de lui laisser peu à peu l'initiative de l'opération.

Dès que le patient peut marcher, lui demander de porter des chaussures qui assurent une bonne contention du pied (style baskets).

L'alimentation

Elle sera adaptée aux besoins et aux goûts du malade. Cependant, il est souvent nécessaire de couper les aliments, de verser l'eau, de disposer les couverts et les aliments du côté sain car, si le patient souffre de négligence visuospatiale, il risque de ne manger que ce qui est dans son champ visuel. Les gestes étant souvent maladroits, il est essentiel de faire preuve de patience et de valoriser les efforts accomplis.

L'élimination

- L'élimination urinaire : si l'incontinence urinaire persiste, des toilettes et des changes seront effectués aussi souvent que nécessaire. Dans le but de contrôler la diurèse et d'assurer un confort maximal au patient, l'élaboration d'une grille de surveillance permettra de pointer les heures des mictions et donc de proposer le bassin de façon systématique. Le plus tôt qu'il sera possible, on conduira le patient aux toilettes. La pose d'une sonde urinaire est de plus en plus rare, mais si le patient en est porteur, elle sera ôtée dès que son état le permettra.

- L'élimination intestinale : on continuera à favoriser l'élimination intestinale (cf. supra) et à surveiller l'émission des selles. On proposera le bassin au fauteuil et le patient sera accompagné aux toilettes le plus tôt possible de façon à favoriser son autonomie.

La surveillance

Au cours de cette phase de récupération, l'infirmière doit être attentive à l'état psychologique du patient qui peut passer par différentes phases : révolte, agressivité, repli sur soi, refus de s'alimenter et de collaborer. Elle doit faire preuve d'une grande patience, écouter le malade et l'encourager à exprimer verbalement ses sentiments.

La phase chronique ou d'autonomie déficitaire

Les soins

Il est avant tout important d'effectuer un bilan de l'autonomie du patient afin de préciser l'aide à lui apporter.

L'installation tient surtout compte du degré de son déficit et les soins visent avant tout à limiter les rétractions et les malpositions grâce à la rééducation.

La surveillance

La surveillance porte essentiellement sur l'alimentation, l'élimination urinaire et intestinale, l'encombrement pulmonaire, l'état cutané et le dépistage des problèmes circulatoires.

Lors de cette phase, les problèmes psychologiques du patient peuvent être importants et majorés par des problèmes de réinsertion à domicile, par des problèmes socio-économiques et/ou de réinsertion professionnelle. Il convient donc d'envisager avec le patient et sa famille toutes les mesures concrètes pouvant lui assurer un maximum d'autonomie (cannes anglaises, tripodes, aménagements à domicile), et lui proposer de le mettre en contact avec des associations telles que l'Association des paralysés de France.

Conclusion

L'hémiplégie reste une maladie souvent invalidante, toujours très éprouvante pour le patient et sa famille ; elle requiert de la part de l'infirmière des soins constants, une prise en charge psychologique de tous les instants qui visent à assurer un confort optimal, à faciliter la rééducation et enfin à rendre le patient le plus autonome possible.

Communiquer avec un patient aphasique*

Actes professionnels

- Apprécier la préservation ou non du canal de la communication et le degré d'incitation verbale
- Utiliser un langage adapté et simple
- Aider le patient à trouver tout moyen de communication substitutif nécessaire
- Favoriser la stimulation intellectuelle
- Prendre le temps d'écouter
- Inciter la famille à communiquer avec le patient en suivant les directives de l'équipe soignante

Aphasie de Broca

- Inciter le patient à parler pour garder le canal de la communication
- Lutter contre les stéréotypies
- Stimuler le patient et l'encourager pour éviter la dépression réactionnelle

Aphasie de Wernicke

- Apprendre au patient à se taire pour en faire un recepteur
- Inciter la famille à établir une relation proche dans le silence

3

Diagnostics infirmiers prévalants

- Altération de la communication verbale
- Perturbation des interactions sociales
- Anxiété
- Perturbation de l'estime de soi
- Perte d'espoir

Connaissances requises

- Définir l'aphasie et différencier l'aphasie de Broca et de Wernicke
- Citer les zones anatomiques atteintes
- Définir les termes suivants :
  - Logorrhée
  - Jargon
  - Négligence visuospatiale
  - Stéréotypie
  - Apraxie
  - Anosognosie
  - Anarthrie
- Citer les principes de rééducation à respecter face à une aphasie de Broca ou Wernicke
- Citer l'évolution et les limites de la rééducation des aphasies
- Citer les grands principes de la relation d'aide

▲ Troubles neuropsychologiques des hémisphères gauche et droit

Mots clés : spécialisation hémisphérique ; aphasie ; apraxie ; négligence visuospatiale ; anosognosie ; syndrome frontal ; agnosie ; syndrome amnésique ; orthophonie.

Introduction

Des troubles neuropsychologiques sont fréquemment rencontrés au décours de lésions cérébrales. La nature de ces troubles dépend de la localisation lésionnelle car il existe, pour les activités neuropsychologiques, une spécialisation hémisphérique latéralisée. L'hémisphère gauche est plus particulièrement spécialisé pour les activités du langage et du geste et une lésion sera cause d'aphasie et d'apraxie ; l'hémisphère droit prend en charge l'espace corporel et extracorporel, et l'attention. Les troubles seront une négligence, une hémiasomatognosie ou une anosognosie.

Cette latéralisation est celle décrite chez les droitiers, cependant la plupart des gauchers ont une organisation comparable à celle des droitiers.

Certains troubles neuropsychologiques sont causés par des lésions bilatérales ; lésions postérieures bilatérales pour une agnosie visuelle, lésion frontale cause d'un syndrome frontal.

▲ Les troubles neuropsychologiques des lésions hémisphériques gauches

→ *L'aphasie*

L'aphasie est un trouble du langage, acquis, secondaire à une lésion cérébrale localisée.

Les lésions cérébrales responsables d'une aphasie sont situées dans l'hémisphère gauche, dans une zone corticale s'étendant depuis en avant de la partie inférieure de la scissure de Rolando, jusqu'à la région du carrefour temporo-pariéto-occipital à la partie postérieure de la scissure de Sylvius.

Le trouble du langage peut toucher le langage oral, « parlé », en expression ou en compréhension, et le langage écrit (lecture et écriture). L'atteinte n'est pas toujours globale et peut perturber de façon préférentielle un aspect du langage.

Face à un patient aphasique, il faut explorer ses possibilités de langage en se posant trois questions. Comment parle t-il ? Comment comprend t-il ? Peut-il lire ou écrire ?

L'expression orale : comment parle le patient ?

Il faut faire parler le patient en le questionnant sur sa vie ou sa maladie et l'écouter... Certains patients parlent peu (langage réduit ou aphasie non fluente), d'autres de façon non contrôlée *(logorrhée)* mais pas toujours compréhensible *(jargon)*.

On peut entendre un manque du mot, le patient butant sur un mot qu'il ne trouve pas, ou bien prenant un mot pour un autre *(paraphasie).* Il peut y avoir aussi des troubles articulatoires. Enfin certains patients ont un langage réduit et n'utilisent qu'un seul mot ou un seul phonème, qu'ils modulent : *stéréotype.*

Mais surtout, il faut se poser la question de « l'informativité » du langage, qui peut être réduit mais permettre cependant le passage d'informations ou, au contraire, très abondant mais incompréhensible.

La compréhension : comment comprend le patient ?

La compréhension peut être testée de façon facile par des ordres simples (fermez les yeux, donnez-moi un objet) ou complexes (vous prenez le grand papier, vous me donnez le petit papier, vous jetez à terre le moyen papier). L'aphasie entraîne le plus souvent une difficulté pour le patient à comprendre le langage oral ; certains patients n'ont une difficulté que pour le langage complexe, avec des formules grammaticales longues (plus grand que...), d'autres patients ont au contraire des troubles massifs ne permettant pas la compréhension d'items simples (montrez-moi le lit).

Certains patients qui ont une aphasie sévère gardent cependant une certaine compréhension, dans le contexte, par des informations qui ne sont pas du langage mais liées aux gestes qui l'accompagnent, la mimique.

Le langage écrit : le patient peut-il lire ou écrire ?

L'atteinte du langage écrit est quasiment constante mais son importance n'est pas toujours parallèle à celle du langage oral. Il est souvent illusoire de penser qu'un malade mutique pourra écrire ce qu'il ne peut dire. Cependant dans certains cas, le langage écrit, sans être normal, peut être meilleur que le langage oral et permettre une communication moins limitée. De même pour la lecture, utiliser un support écrit peut aider à la compréhension.

L'examen systématique d'un patient aphasique permet d'analyser tous les aspects du langage, expression, compréhension, mais aussi répétition, langage écrit et permettre la classification de l'aphasie.

Deux types d'aphasie, de sémiologie caractéristique, doivent être connus.

- L'aphasie de Broca, caractérisée par une réduction du langage oral (aphasie non fluente), des troubles articulatoires, alors que la compréhension sans être normale est relativement préservée pour les ordres simples. La lecture est aussi partiellement respectée alors qu'il existe souvent un trouble de l'écriture. Cette aphasie est secondaire à une lésion frontale en avant de la scissure de Rolando, dans une région motrice. Elle est associée le plus souvent à une hémiplégie droite *(figure 13).*
- L'aphasie de Wernicke est caractérisée par un langage spontané abondant, fluent, mais incompréhensible (jargon) et des troubles massifs de la compréhension *(figure 13).*

Elle est secondaire à une lésion plus postérieure, pariéto-temporo-occipitale, zone où convergent les afférences sensorielles temporales, auditives (pour le langage oral) et occipitales, visuelles (pour la lecture). Elle peut s'accompagner d'un défaut du champ visuel par une hémianospie latérale homonyme droite.

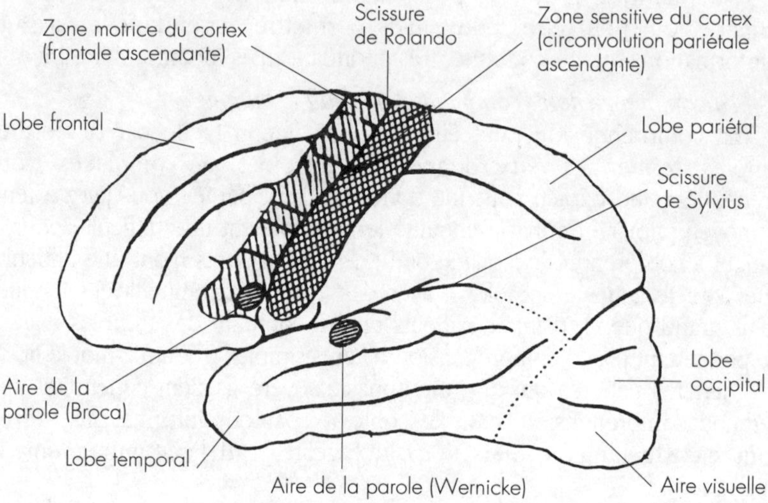

Figure 13 : Aires fonctionnelles, lobes et scissures

Comment se comporter avec un patient aphasique ?

- Il est indispensable de parler à un patient aphasique, et cela même s'il a des troubles de compréhension. On recherchera des phrases simples mais sans employer un langage télégraphique de style : « toi content manger ». Il ne sert à rien de crier car l'aphasique n'est pas sourd. Il est utile de parler lentement, en articulant bien et en regardant le patient. Les mimiques, les gestes d'accompagnement favorisent la compréhension.
- Il ne faut pas se laisser abuser par une compréhension en situation et, pensant que le patient comprend tout, lui laisser des consignes complexes, en particulier pour des prises médicamenteuses (« le petit comprimé blanc à midi, le gros à 16 heures », etc.).
- Il faut enfin savoir écouter l'aphasique, lui laisser le temps de parler, en cas d'aphasie non fluente, deviner mais ne pas parler à sa place. A l'opposé, il est nécessaire de tenter de canaliser l'aphasique fluent jargonnant.

Certains aphasiques non fluents, mutiques, reparlent avec une stéréotypie. Il ne faut pas favoriser cette stéréotypie, mais au contraire l'inhiber et apprendre au patient à la contrôler. En effet, un stéréotype installé est très difficile à faire disparaître.

→ ***L'apraxie***

L'apraxie est définie comme un trouble de la réalisation des gestes en l'absence de paralysie ou de trouble sensitif. Il peut s'agir de difficultés pour la réalisation de gestes symboliques (salut militaire, signe de croix) ou pour l'imitation de gestes réalisés par autrui. Ces difficultés importantes pour le diagnostic ou pour la prise en charge en rééducation ont peu de conséquence dans la vie quotidienne.

Il n'en est pas de même quand l'apraxie touche les gestes d'utilisation d'objets : c'est un patient qui ne sait plus comment utiliser l'objet (« à quoi ça sert »), ou comment orienter l'objet.

L'objet peut être utilisé comme un autre objet : par exemple, le patient se coiffe avec la brosse à dents, ou être mal orienté : la brosse à dents orientée vers les lèvres et non vers les gencives. L'utilisation des couverts est difficile, amenant les patients à utiliser la cuillère et non la fourchette et le couteau.

Cette apraxie peut être rencontrée dans les accidents vasculaires cérébraux, associée alors à une hémiplégie droite, mais surtout à une aphasie sévère associant des troubles de compréhension et d'expression.

Pour aider le patient, il faut certes lui expliquer verbalement les gestes à effectuer, mais plutôt lui montrer l'utilisation ou encore guider son geste.

▲ Les troubles neuropsychologiques des lésions hémisphériques droites

→ ***La négligence*** (figure 14)

Elle est définie comme l'impossibilité de réagir à des stimuli présents dans l'espace négligé, et est responsable d'oubli.

La négligence visuospatiale est le plus souvent gauche, secondaire à une lésion hémisphérique droite.

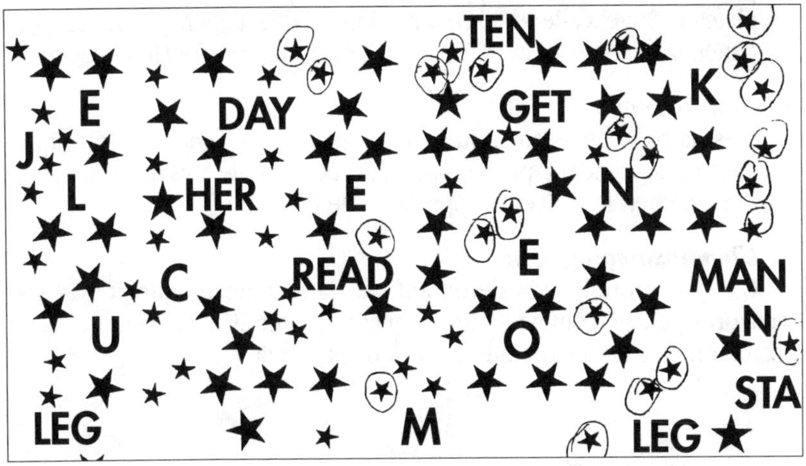

Figure 14 : Négligence visuospatiale. Le patient a pour consigne d'entourer toutes les petites étoiles. Ce patient « oublie » toutes les étoiles situées dans l'hémiespace gauche

Elle est observable dans la vie quotidienne. L'installation asymétrique, dans le lit ou au fauteuil peut être évocatrice, le patient collé sur les barrières à droite, risquant de tomber alors que la partie gauche du lit est vide. Au fauteuil, le membre supérieur gauche est « oublié », il pend le long du corps. Lors des déplacements, le patient longe les couloirs à droite ou heurte les obstacles à gauche. La situation de toilette et d'habillage peut être particulièrement démonstrative : les patients ne sont rasés ou maquillés, ou coiffés qu'à droite, l'habillage est asymétrique ou omis à gauche. Au repas, ils ne mangent que la moitié droite des aliments contenus dans l'assiette, commencent par les aliments situés à droite du plateau, réclamant les couverts ou les plats situés à gauche.

Des épreuves simples de dessin, de lecture, d'écriture confirment « l'oubli » de l'espace gauche et l'omission des détails situés dans l'hémi-espace gauche.

La rééducation de ces troubles a pour objectif la compensation de ce trouble attentionnel et comprend la prise de conscience du déficit, la compensation volontaire du trouble par la verbalisation de la consigne « allez à gauche » par le thérapeute et son automatisation par le patient. Un « piège » de cette rééducation est la difficulté de transfert des acquis de la rééducation dans la vie quotidienne. Une prise en charge par le personnel soignant est donc très importante. Il faut :

- connaître et reconnaître l'héminégligence ;
- aider à la prise de conscience ;
- maintenir des stimuli dans l'hémi-espace gauche du patient pour stimuler son attention vers l'espace négligé. Une tendance habituelle, quand le trouble est connu, est de placer tout dans l'espace droit, afin que le patient ne soit pas en difficulté ; or ce comportement ne va pas dans le sens de la rééducation. Il faut plutôt lors des repas inciter le patient à explorer la totalité du plateau. Si le patient se plaint de ne pas avoir de verre parce qu'il ne « le voit pas », lui dire : il est sur le plateau, cherchez-le, et non le lui donner directement. Il faut aider le patient à explorer l'espace de la pièce (*cf.* chapitre 2 : Hémiplégie).

→ ***L'anosognosie***

C'est la méconnaissance du déficit : ainsi les patients hémiplégiques gauches ne se rendent pas compte de l'hémiplégie, disant pouvoir se lever et marcher. Ils doivent « apprendre » le déficit.

→ ***L'hémiasomatognosie***

C'est un trouble très déroutant, le patient ne reconnaît pas son hémicorps gauche comme lui appartenant. Il peut ainsi se plaindre qu'on a placé un bras ne lui appartenant pas dans son lit.

▲ Les autres troubles neuropsychologiques

→ ***L'agnosie visuelle***

C'est un trouble de la reconnaissance des objets ou des visages en l'absence de trouble visuel ; ce sont des patients qui voient mais qui ne reconnaissent pas.

→ ***Le syndrome frontal***

Il est retrouvé dans les lésions uni- ou plus souvent bilatérales des lobes frontaux. Les lobes frontaux sont particulièrement développés dans l'espèce humaine. Leur rôle est celui d'un contrôle du comportement social, initiation et contrôle de l'action, mise en place d'une stratégie. Leur lésion est responsable de troubles du comportement social.

→ ***Les troubles de l'initiative avec inhibition motrice***

En cas d'inhibition, on peut observer un patient prostré adynamique ne bougeant ou ne parlant que sur incitation ; au minimum les patients n'ont plus d'initiative.

A l'inverse, les patients peuvent être « désinhibés » avec une activité motrice désordonnée, et surtout une désinhibition comportementale, des plaisanteries inadaptées, des propositions sexuelles, un comportement d'urination, le patient urinant dans des lieux inadaptés.

Ces difficultés comportementales sont difficiles à comprendre dans un service, il faut bien penser qu'ils sont d'origine neurologique et non psychiatrique. Il ne faut cependant pas laisser le patient continuer à se comporter ainsi et essayer de le contrôler sans agressivité.

→ ***Les troubles de la mémoire***

Un syndrome amnésique peut être observé en cas de lésions cérébrales bilatérales touchant les régions frontales, temporales ou thalamiques.

Les troubles de mémoire sont le plus souvent caractérisés par une incapacité à fixer des événements récents survenus après le début de la maladie neurologique (amnésie antérograde).

Le patient ne peut fixer les visites qui lui ont été faites, les repas. Au maximum, le patient peut présenter un oubli au fur et à mesure, oubliant la réponse à la question qu'il vient de poser et reposant sans cesse la même question.

A l'opposé, l'amnésie des faits anciens survenus avant la maladie neurologique (amnésie rétrograde) est rare. Typiquement, les patients ne fixent pas les événements anciens mais se rappellent bien les événements récents.

L'oubli des données personnelles (son nom, ses données biographiques) n'est jamais observé.

Les causes des troubles amnésiques sont :

- le syndrome de Korsakoff, d'origine alcoolique et carentiel ;

- les traumatismes crâniens et cela lors de la phase initiale (amnésie post-traumatique) ou lors des séquelles ;
- les encéphalites, et en particulier l'encéphalite herpétique à localisation temporofrontale.

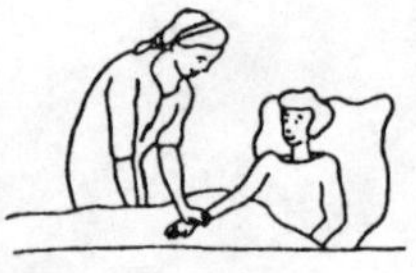

Prise en charge infirmière

La prise en charge infirmière intéresse surtout les troubles consécutifs aux lésions de l'hémisphère gauche et plus précisément l'aphasie dont souffrent ces patients.

L'aphasie de Broca

Les patients peuvent présenter « un mutisme aphasique » avec une intelligence plus ou moins intègre. Ce sont des patiens le plus souvent isolés par l'entourage qui peut confondre mutisme aphasique avec trouble du caractère.

Il convient donc de les *stimuler*, de *maintenir* leur niveau de capacité opératoire, de tenter de les *faire progresser* en maintenant la communication verbale. En outre, cette stimulation permet souvent d'éviter une dépression réactionnelle.

Le mutisme aphasique peut s'accompagner d'une perte du langage écrit, notamment liée à un déficit moteur du bras droit. L'infirmière s'attache à faire réaliser à ces patients des exercices d'écriture avec la main gauche. Le langage écrit facilite la récupération orale.

Afin de faciliter la lecture qui est souvent lacunaire, il est important de stimuler les malades :

- par la lecture de journaux : l'infirmière demande à la famille d'apporter journaux et magazines susceptibles d'intéresser le patient ;
- par l'écoute de la télévision.

Pour maintenir et faire progresser le patient dans la communication verbale, l'infirmière doit prendre le temps d'écouter le patient.

Les premiers mots sont souvent des automatismes verbaux (merci, bonjour, au revoir, etc.) ou des séries automatiques (lundi, mardi, etc.). L'infirmière écoute la série et effectue des ébauches de phrases (hier c'était dimanche, aujourd'hui nous sommes...) Elle demande aux patients de terminer leurs phrases et celles ébauchées par les soignants. Dans le même but, elle fait également nommer aux patients les objets qui les entourent.

Lorsque les patients présentent une *stéréotypie* (répétition du même mot ou de syllabes), il faut les faire taire, car le mot, la syllabe correctement émis parasitent les autres mots. Il faut obtenir de la famille qu'elle agisse dans ce sens en n'utilisant pas les mots de la stéréotypie.

Enfin, les patients peuvent présenter un mutisme avec une *anarthrie*, c'est-à-dire qu'ils ont gardé une compréhension intègre et qu'ils peuvent écrire parfaitement. Il faut priviligier ce mode de communication en mettant à leur disposition crayon et papier.

L'aphasie de Wernicke (aphasie fluente : le langage exprimé est normalement articulé)

Ce sont des patients qui parlent seuls, qui sont souvent incanalisables au début du déficit et dont le message ne présente aucun degré d'information. On dit de ces patients qu'ils « jargonnent ».

Ils présentent des troubles relationnels et comportementaux, « ils ne comprennent pas que l'on ne les comprenne pas », et sont souvent exigeants et tyranniques. L'infirmière doit adopter vis-à-vis de ces patients une attitude compréhensive, opposer à leur excitation calme et maîtrise de soi. Il faut les *dominer*, leur apprendre à écouter et à se taire;

Il est important d'inviter la famille à rétablir la communication par l'intermédiaire de jeux de société par exemple, et de l'informer de la nécessité de faire respecter le silence au patient.

Conclusion

Les troubles neuropsychologiques qui peuvent être à l'origine de troubles du comportement doivent être bien connus des soignants pour pouvoir les rapporter à la maladie neurologique et non à une cause psychiatrique ou à des toubles du caractère. Les connaître permet de mieux ajuster la prise en charge du patient et de conseiller l'entourage. Une évaluation spécifique des troubles en neuropsychologie et en orthophonie permet de mettre en route une rééducation spécifique en orthophonie et en ergothérapie. La récupération de ces patients est rarement complète, de plus, elle est toujours longue et éprouvante pour le patient et sa famille.

Surveiller un patient sous traitement antiparkinsonien, l'éduquer ainsi que sa famille

Actes professionnels

- Évaluer l'efficacité du traitement
- Repérer les troubles consécutifs au traitement
- S'inquiéter auprès du patient de la bonne tolérance des médicaments
- Offrir une présence rassurante et être à l'écoute du patient et de sa famille
- Élaborer et mettre en œuvre un plan éducatif pour le patient et sa famille

Diagnostics infirmiers prévalants

Au début de la maladie

- Altération de la mobilité physique
- Anxiété
- Perturbation des habitudes du sommeil

À un stade plus avancé

- Incapacité (partielle ou totale) de s'alimenter
- Incapacité (partielle ou totale) de se laver, d'effectuer ses soins d'hygiène

4

- Incapacité (partielle ou totale) de se vêtir, de soigner son apparence
- Altération de la communication verbale
- Altération de l'élimination urinaire
- Perturbation de l'estime de soi
- Altération des opérations de la pensée
- Perte d'espoir

Connaissances requises

- Définir brièvement la maladie de Parkinson
- Citer les structures anatomophysiologiques concernées
- Expliquer les mécanismes physiopathologiques du déficit en Dopamine
- Décrire les trois signes caractéristiques de la pathologie et les autres signes associés
- Citer les principaux médicaments antiparkinsoniens et leurs effets secondaires
- Expliquer l'évolution du Parkinson sous traitement
- Expliquer les principes de mise en place de ces traitements et les précautions d'emploi
- Citer les principes de la relation d'aide

▲ Maladie de Parkinson

Mots clés : akinésie ; hypertonie ; tremblement ; dopa.

Définition : clinique, anatomique et physiologique

Maladie dégénérative, caractérisée cliniquement par un syndrome extrapyramidal, avec tremblement, akinésie et hypertonie.

La lésion anatomique est une dépigmentation du *locus niger* (corps noir), situé dans les pédoncules à la partie haute du tronc cérébral.

La physiologie est liée à une diminution de sécrétion d'un neurotransmetteur, la Dopamine. La dopamine est sécrétée normalement par les cellules du *locus niger* à partir de son précurseur la dopa. La dopamine a pour cible les structures sous-corticales profondes ou noyaux gris centraux, et en particulier le striatum. Ces structures sont impliquées dans le contrôle et l'initiation des mouvements. L'absence de dopamine entraînerait un défaut de participation des noyaux gris dans l'exécution des mouvements.

Épidémiologie

La maladie de Parkinson est une pathologie débutant dans la 5 e ou la 6 e décennie. Les deux sexes sont touchés avec une prédominance masculine discrète. La prévalence est de plus ou moins 100/100 000, soit 1 % environ de la population de plus de 60 ans.

L'étiologie de cette maladie est inconnue. Plusieurs causes sont discutées mais non prouvées : causes infectieuse, toxique, génétique. Ce n'est pas une maladie familiale.

▲ Clinique

Les signes cliniques du Parkinson comprennent trois éléments caractéristiques : le tremblement, l'hypertonie et l'akinésie.

→ ***Le tremblement*** survient au repos et prédomine aux extrémités (main, pied, face, bouche), sans tremblement de la tête ; il est fin et de basse fréquence.

→ ***L'hypertonie*** plastique est un signe d'examen caractérisé par une résistance aux mouvements passifs imposés par l'examinateur. Elle est souvent observée sur les fléchisseurs du bras, lors de l'extension passive du bras, caractéristique car cèdant par à-coup et réapparaissant : c'est le phénomène de « roue dentée ».

→ ***L'akinésie*** est un défaut d'initiation des mouvements automatiques et volontaires. Au niveau de la face, l'amimie est caractérisée par la rareté des clignements des paupières et de la mimique d'expression.

Ces signes caractéristiques s'observent dans plusieurs circonstances :
- l'attitude debout, l'attitude en flexion du tronc, de la nuque et des membres ;
- la marche, avec une difficulté de démarrage, marche à petits pas rapides, penché en avant comme en déséquilibre, avec diminution du ballant du bras ;
- la modification de *l'écriture* : *micrographie*, c'est-à-dire la diminution progressive de la taille des lettres au fur et à mesure que le patient écrit ;
- la modification de la voix, dysarthrie avec voix monotone.

Des signes associés peuvent être observés :
- des troubles de la salivation avec hypersialorrhée ;
- des troubles vésicosphinctériens avec vessie hyperactive ;
- des troubles neuropsychologiques caractérisés essentiellement par un ralentissement psychique (bradypsychie). Une démence d'Alzheimer peut être associée à la maladie de Parkinson.

▲ Le traitement

Les troubles neurologiques au cours d'une maladie de Parkinson sont radicalement modifiés par le traitement.

Il ne s'agit pas d'un traitement curatif de la maladie, mais de traitements substitutifs pour compenser le déficit en Dopamine. Le traitement ne permet pas de limiter l'évolution de la maladie et une perte de l'efficacité du traitement est observée après quelques années ainsi que des effets secondaires spécifiques.

→ *La dopathérapie*

La Dopamine ne peut être donnée directement, le précurseur de la dopamine, la dopa peut, en revanche, être administrée *per os.*

Deux médicaments principaux : Modopar ® et Sinemet ®.

Le principe du traitement est l'administration à doses progressives afin de permettre la correction des signes de la maladie de Parkinson et en particulier d'akinésie, sans apparition d'effets secondaires.

Les effets secondaires possibles sont :
- des nausées, des vomissements ;
- une hypotension orthostatique ;
- des dyskinésies, mouvements anormaux liés au surdosage.

Les contre-indications retenues sont :
- certaines pathologies cardiaques (infarctus du myocarde récent, troubles du rythme) ;
- les ulcères gastroduodénaux en évolution ;
- les antécédents psychiatriques et l'association aux neuroleptiques.

D'autres médicaments peuvent être prescrits isolément ou en association à la dopathérapie : les principaux sont les agonistes dopaminergiques, bromocriptine (Parlodel®), lisuride (Dopergine, Trivastal).

Les autres médicaments adjuvants sont d'indications plus limitées :
- Anticholinergiques :
  - ils sont surtout actifs sur le tremblement ;
  - ils comportent un risque de confusion mentale.
- Amantadine (Mantadix®).
- Sélégiline (Déprényl®).

▲ L'évolution de la maladie de Parkinson sous traitement

La dopathérapie est généralement efficace en début d'évolution de la maladie, corrigeant l'akinésie et l'hypertonie. Elle est peu efficace sur le tremblement. Au fur et à mesure de l'évolution, l'efficacité de la dopa décroît, et apparaissent :
- des fluctuations d'efficacité : phase « on off » :
  - on : efficacité du traitement, levée de l'akinésie ;
  - off : perte de l'efficacité avec réapparition de l'akinésie ;
- des dyskinésies : mouvements involontaires, de torsion des membres, de la face et des yeux liés au surdosage médicamenteux.

Il faut adapter alors le traitement, non en augmentant la prise quotidienne de dopa, mais en fractionnant les prises. Les horaires de prise médicamenteuse seront guidés par les horaires d'efficacité du traitement.

La kinésithérapie est un complément indispensable au traitement médical, particulièrement quand celui-ci est insuffisant pour corriger l'akinésie et l'hypertonie. Initialement, l'objectif est de prévenir les déformations orthopédiques, permettre un meilleur contrôle volontaire des mouvements dont l'automatisme s'est perdu. Le but est de maintenir une autonomie maximale la plus prolongée possible.

Malheureusement, l'évolution de la maladie va souvent vers une perte de l'autonomie motrice, et la kinésithérapie ne sera plus alors que préventive des déformations et des complications d'immobilisation.

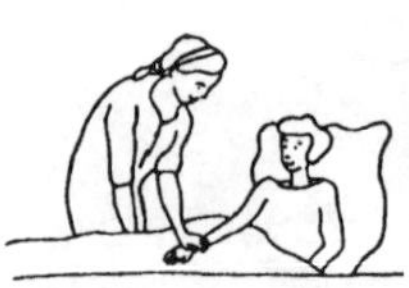

Prise en charge infirmière

La prévention des effets secondaires

La maladie de Parkinson nécessite un traitement à vie. Mais, comme toute médication au long cours, elle entraîne des effets secondaires que l'infirmière doit connaître afin de mieux les prévenir.

Les troubles digestifs à type de nausées et de vomissements : ils sont souvent transitoires et cèdent aux antiémétiques. C'est pourquoi il est préférable de faire prendre au patient son traitement au milieu du repas. L'infirmière note souvent, associée à ces troubles, une anorexie qui peut être responsable de dénutrition. Il est donc nécessaire d'effectuer régulièrement la pesée des patients et d'ajuster un régime alimentaire adéquat.

Les troubles cardiovasculaires : il s'agit essentiellement d'hypotension orthostatique pouvant aller jusqu'à la syncope. Il est donc nécessaire de surveiller la tension artérielle en position couchée et debout deux à trois fois par jour. L'infirmière conseillera au patient d'éviter de se lever brusquement mais, au contraire, de procéder par étapes (position assise pendant deux minutes au bord du lit puis position debout avec appui avant de marcher).

Des troubles du rythme pouvant être observés au cours du traitement, il est important de surveiller régulièrement la fréquence cardiaque et d'effectuer des électrocardiogrammes.

Les mouvements involontaires (dyskinésie) : d'apparition souvent tardive, il s'agit pourtant de la complication la plus fréquente. Ils intéressent principalement la face. Lorsque la gêne est trop importante pour le patient, il est possible d'envisager avec le médecin une modification du traitement. Il est primordial de répartir de façon régulière le traitement sur les 24 heures afin d'éviter les variations d'activité du médicament (phénomènes « on off ») et de dresser un tableau de surveillance récapitulant les heures de prise, les phénomènes « on off » et les dyskinésies.

Les troubles psychiques : ils sont principalement de deux ordres, la dépression avec pleurs et anxiété, la plus fréquente, et l'excitation avec agitation. Ils sont à dépister le plus précocement possible pour les limiter. Une relation d'aide s'impose souvent auprès du patient en fonction de l'acceptation de sa maladie. Si les troubles psychiques, souvent aggravés par l'hospitalisation, sont trop importants, l'infirmière doit avoir recours au réseau familial et/ou à un expert.

Avant sa sortie, il est indispensable de s'assurer que le patient a bien compris les modalités de prise du traitement et l'intérêt de poursuivre une kinésithérapie afin de maintenir un état fonctionnel le mieux adapté possible à la vie de tous les jours.

La surveillance du patient

À un stade avancé de la maladie, la prise en charge du patient porte sur cinq points principaux.

Le contrôle de la fonction urinaire : l'infection des voies urinaires est fréquente ; il faut donc apporter fréquemment à boire au patient (avec une paille, l'usage du verre pouvant être difficile en raison des problèmes moteurs). On peut également noter des polyuries et pollakiuries, d'où l'importance de laisser à proximité l'urinal et la sonnette et de veiller au risque de déshydratation.

Le contrôle de la fonction intestinale : la constipation est quasi constante chez le parkinsonien (par suite du manque d'activité et des effets secondaires du traitement). Il faut donner régulièrement au patient des laxatifs doux, une alimentation adaptée et surveiller les selles.

L'alimentation est à surveiller chez ce patient qui, en raison des dyskinésies, présente des difficultés à s'alimenter normalement et proprement (choisir judicieusement les aliments, les couper, préférer la cuiller à la fourchette, aider le malade si besoin en dédramatisant la situation).

Les soins corporels ne sont pas à négliger chez le parkinsonien qui présente notamment une transpiration et une sialhorrhée importantes.

Le retentissement psychologique : la progression inéluctable de la maladie (chutes, perte de l'autonomie, etc.) et la diminution de l'efficacité des traitements entraînent souvent un état dépressif majeur chez le patient et perturbent la qualité des relations familiales. Il en résulte un rôle d'écoute important de la part de l'infirmière.

Conclusion

La maladie de Parkinson est une maladie dégénérative fréquente à expression motrice. Le traitement par la dopa permet pendant plusieurs années de compenser le déficit en neurotransmetteur ; il existe malheureusement un échappement au traitement avec l'évolution quasi constante vers l'aggravation de la réduction motrice et le risque de grabatisation.

Le contact et les échanges d'informations de l'équipe soignante avec la famille sont d'un grand intérêt réciproque. Il faut expliquer :

- le défaut de mise en route des mouvements, faire la différence avec une démence ;
- le traitement et les inconvénients d'un surdosage, ne pas prendre plus de médicaments que la quantité prescrite ;
- l'intérêt de maintenir une activité physique régulière ;
- l'intérêt d'un régime équilibré, pour éviter l'amaigrissement, et riche en fibres car la constipation est fréquente. Parfois une alimentation pauvre en protéines est conseillée le midi car les protéines modifient le métabolisme de la dopa. De plus, il faut éviter le risque de déshydratation en se préservant des fortes chaleurs et en favorisant l'apport hydrique ;
- savoir qu'il existe des troubles du sommeil ;
- savoir observer et noter les horaires de déséquilibre du traitement (périodes de dyskinésie, périodes on ou off) afin de guider avec le médecin la répartition des prises médicamenteuses ;
- écouter une famille parlant de la dépendance progressive, conseiller des aides à domicile si la famille ne peut assumer les tâches domestiques, (ne pas oublier de signaler au patient l'existence de l'Association France Parkinson, 37 bis, rue La Fontaine, 75116 Paris).

Prendre en charge un patient présentant une crise d'épilepsie

Actes professionnels

- Protéger le patient au maximum
- Assurer les soins d'hygiène si nécessaire
- Rechercher d'éventuelles complications traumatiques
- Participer au diagnostic en notant et transmettant les éléments observés lors de la crise
- Rassurer le patient à son réveil
- Dédramatiser la situation

Diagnostics infirmiers prévalants

- Risque élevé de traumatisme
- Perturbation de l'estime de soi
- Anxiété

5

Connaissances requises

- Définir brièvement l'épilepsie
- Citer les causes les plus fréquentes
- Décrire le mode d'installation de la crise convulsive
- Énumérer les trois phases de la crise d'épilepsie généralisée
- Indiquer brièvement pour chacune de ces phases les manifestations cliniques
- Définir la crise partielle
- Expliquer la conduite à tenir devant un patient présentant une crise
- Définir l'état de mal et sa prise en charge thérapeutique

▲ Épilepsie

Mots clés : perte de connaissance ; phase tonique ; phase clonique ; phase de résolution.

Définition

Une crise d'épilepsie généralisée est définie par la décharge hypersynchrone de l'ensemble des neurones du cortex.

Épidémiologie

La survenue de crises d'épilepsie touche 2 à 5 % de la population, mais seuls 0,5 % à 1 % présenterait des crises récidivantes justifiant un traitement. Dans de rares cas, ces crises sont très nombreuses, pluri-quotidiennes et difficiles à contrôler.

▲ Clinique

→ *La crise d'épilepsie généralisée*

La crise d'épilepsie généralisée est caractérisée par une *perte de connaissance* complète, de survenue brutale, le malade pousse un cri et tombe. Elle comporte trois phases successives :

- *La phase tonique* : contraction intense, généralisée de tous les muscles, entraînant une apnée et une morsure de langue.
- *La phase clonique*, caractérisée par l'alternance contraction/décontraction des muscles entraînant des secousses musculaires brusques.
- *La phase de résolution*, stertoreuse, marquée par un coma profond avec reprise progressive de la respiration qui est bruyante, et par la perte d'urines.

La reprise de conscience est progressive, suivie d'un coma confusionnel qui peut durer quelques heures.

Le diagnostic est souvent porté rétrospectivement après la crise sur les arguments suivants :

- une chute brutale n'ayant pas pu être prévenue, cause d'hématome ;
- une perte de connaissance prolongée de plusieurs minutes ;
- une perte d'urines évocatrice (elle n'est cependant pas constante et son absence ne permet pas d'éliminer le diagnostic) ;
- une morsure de la langue ;
- un réveil progressif.

→ *La crise partielle d'épilepsie*

Elle est définie par la décharge des neurones d'une partie limitée du cortex. Cette crise peut rester isolée, ou se généraliser dans un second temps *(figures 15 et 16)*.

La présentation clinique est fonction de la zone corticale touchée.

La forme la plus fréquente est motrice, crise dite "Bravais-Jacksonienne". Le patient présente des secousses musculaires d'extension progressive. Le début est souvent à la main, s'étendant secondairement au bras, à la face et au membre inférieur.

D'autres formes sont possibles, sensitives à type de paresthésies, sensorielles avec des hallucinations visuelles, auditives, sensations olfactives souvent peu élaborées et vécues comme désagréables.

Des formes plus rares, temporales ou frontales, peuvent créer des sensations étranges de « déjà vécu » ou des absences : suspension brutale et transitoire de la conscience durant quelques secondes.

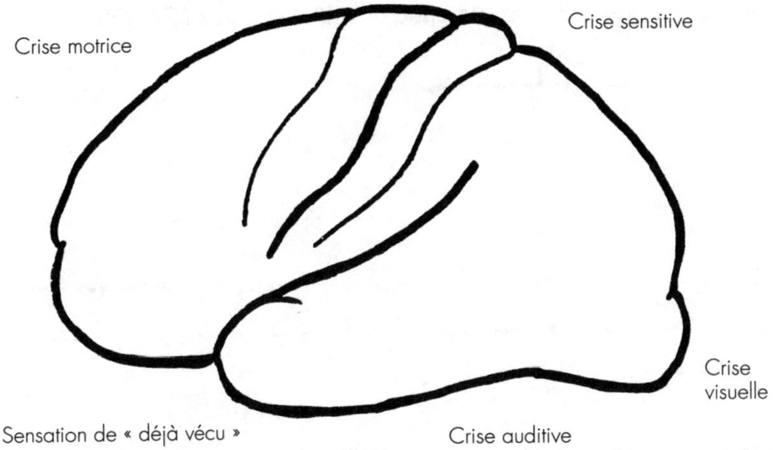

Figure 15 : Représentation schématique de la localisation corticale des crises d'épilepsie partielle : crises motrice, sensitive et sensorielle

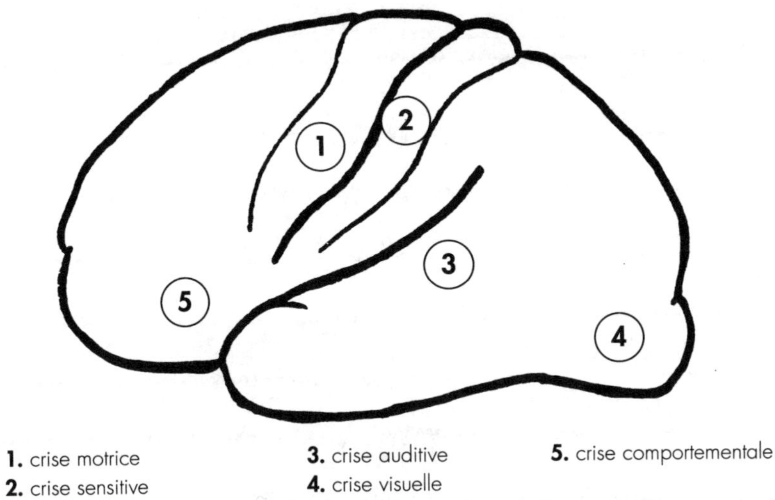

Figure 16 : Crises d'épilepsie focalisées : représentation schématique de l'origine corticale des crises

→ ***La complication redoutée des crises d'épilepsie***

Ce qui fait toute la gravité potentielle de la crise est *l'état de mal épileptique* caractérisé par une crise qui ne s'arrête pas ou des crises qui se succèdent rapidement.

Le risque est alors un arrêt cardiorespiratoire.

→ ***L'examen complémentaire de l'épilepsie***

C'est l'électroencéphalogramme qui peut mettre en évidence des ondes anormales, pointues, paroxystiques. Il peut être cependant normal en dehors des crises, et un électroencéphalogramme normal n'élimine donc pas la possibilité de survenue de crises *(figures 17 et 18)*.

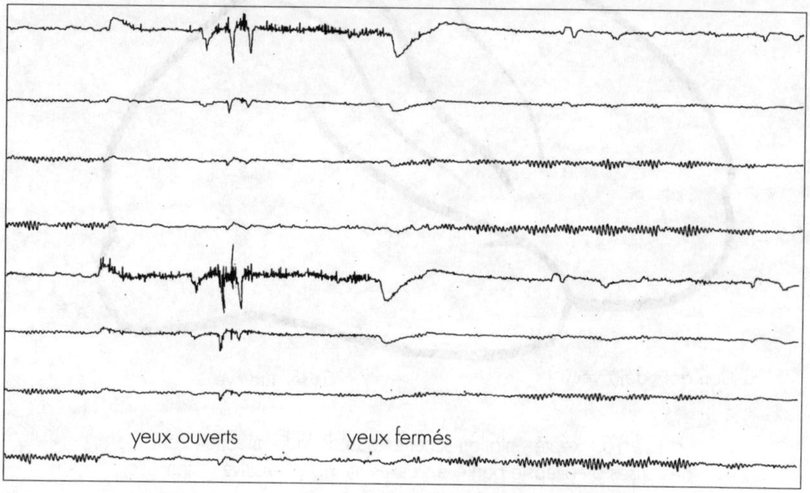

Figure 17 : Tracé normal chez une femme de 30 ans

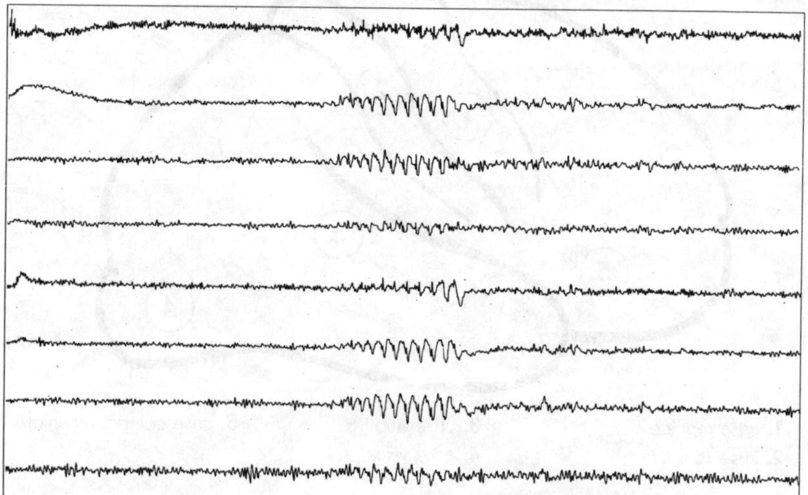

Figure 18 : Épilepsie généralisée chez un homme de 40 ans

▲ L'étiologie

→ ***Les causes de l'épilepsie*** à rechercher sont des lésions irritatives sur le cortex :

- les séquelles d'anoxie néonatale associées dans certains cas à un retard mental (prématurité, accouchement traumatique) ;
- le traumatisme crânien ; le risque est maximal la première année suivant le traumatisme ;
- l'accident vasculaire cérébral ;
- les pathologies infectieuses cérébrales ;
- les tumeurs cérébrales ; cette cause, relativement rare, justifie la pratique d'un scanner cérébral en cas de première crise chez un adulte.

▲ Le traitement

→ ***Le traitement médicamenteux de l'épilepsie*** est un traitement de fond préventif de la survenue de crises, mais non curatif de la cause des crises.

L'absence de crises sous traitement ne signifie pas que le traitement n'est plus utile, mais au contraire qu'il est adapté et efficace.

La survenue de crises, malgré un traitement épileptique, remet en cause l'adaptation du traitement avec deux hypothèses possibles : soit *le traitement est insuffisant* et il faut alors augmenter la dose du médicament ou en associer un autre, soit il s'agit d'un *traitement mal pris,* comme c'est le plus souvent le cas, il ne sert donc à rien d'augmenter les doses mais il faut veiller à l'observance du traitement.

Les médicaments disponibles sont nombreux. Ils sont d'abord prescrits isolément et ce n'est qu'en cas de résistance due à une monothérapie que plusieurs antiépileptiques seront associés. Le plus classique reste le phénobarbital (Gardénal, Orténal, Alepsal) qui garde l'avantage d'une prise unique quotidienne, mais dont les inconvénients sont importants : risque d'algodystrophie des épaules, et surtout problèmes d'incompatibilité d'association médicamenteuse. Le phénobarbital est un inducteur enzymatique hépatique puissant qui accélère et rend inefficace les anticoagulants oraux, les antituberculeux, la contraception orale.

D'autres médicaments sont employés. Le valproate de sodium (Dépakine) existe sous forme de comprimés ou de gouttes et sous « forme retard ». Les phénylhydantoïnes (Di-Hydan) sont peu employées en France ; elles présentent comme inconvénient le risque de gingivite hypertrophique, d'une carence en acide folique importante, d'une anémie, et en cas de surdosage, de survenue de signes neurologiques : nystagmus, diplopie, syndrome cérébelleux. La carbamazépine (Tégrétol ®) a une action privilégiée sur les crises focales. Enfin les benzodiazépines : diazepam (Valium ®), clonazépam (Rivotril ®), sont des traitements de fond souvent associés à d'autres médicaments. Ils gardent en revanche leur intérêt dans le traitement de l'état de mal épileptique.

Un traitement neurochirurgical est exceptionnellement proposé en cas d'épilepsie non contrôlée par le traitement. L'exérèse de la zone centrale qui est le foyer de départ des crises peut permettre la cessation de celles-ci.

▲ Conclusion

La survenue de crises d'épilepsie répétées justifie la mise en route d'un traitement spécifique, prolongé, souvent toute la vie, qui pose souvent des problèmes d'observance. La bonne compréhension de la maladie, de ses causes, de l'intérêt du traitement aidera le patient à mieux le suivre.

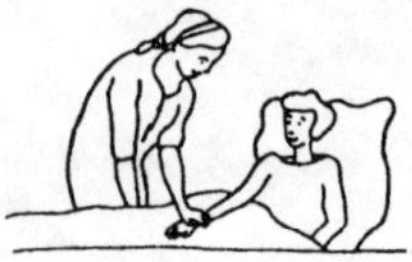

Prise en charge infirmière

Au moment de la crise

Lors de la crise d'épilepsie, le rôle de l'infirmière est essentiellement préventif. Il vise à éviter que le patient ne se blesse.

Pour cela, il convient d'éloigner du patient les objets dangereux, de ne pas le maintenir et, s'il est au sol, de placer un coussin sous sa tête.

Les morsures de la langue étant fréquentes et douloureuses, on essaiera d'interposer entre les dents un mouchoir épais ou une canule de Guedel (difficile) et d'assurer au mieux la libération des voies aériennes.

Il est très important d'observer le déroulement de la crise et d'en noter les différents signes caractéristiques à transmettre au médecin qui aura été alerté. Ces observations permettront d'orienter le diagnostic.

Après la crise

Après la crise, le patient est installé confortablement au lit car il présente souvent un état confusionnel transitoire et une grande fatigue.

Une petite toilette est alors réalisée s'il y a eu émission d'urines.

Même si le patient n'a aucun souvenir de la crise, il est essentiel de lui offrir une présence rassurante, d'être à son écoute de façon à dédramatiser la situation.

Si la crise se prolonge, faisant envisager un état de mal convulsif, il faut alors diriger le patient vers un service de réanimation.

Conclusion

L'acceptation de la maladie par le patient épileptique pose souvent de gros problèmes à l'équipe soignante. Cependant, dès que le patient a passé cette étape, il appartient à l'infirmière d'entreprendre auprès de lui et/ou de sa famille une éducation qui tend à le rendre le plus autonome possible.

Surveiller un patient épileptique traité par anticonvulsivants, l'éduquer ainsi que sa famille

Actes professionnels

- Évaluer l'efficacité du traitement
- Repérer les troubles consécutifs à la prise du traitement
- Élaborer et mettre en œuvre un plan éducatif pour le patient et sa famille
- Être disponible et à l'écoute du patient et de sa famille
- Évaluer le retentissement de l'épilepsie sur la vie psychoaffective, familiale et socioprofessionnelle du patient

Diagnostics infirmiers prévalants

- Risque élevé de traumatisme
- Perturbation de l'estime de soi
- Anxiété

6

Connaissances requises

- Citer les anticonvulsivants les plus utilisés
- Énumérer leurs effets secondaires et les éléments de surveillance qui s'y rapportent
- Citer les associations médicamenteuses contre-indiquées
- Spécifier les modalités de prise des médicaments et les règles d'hygiène de vie
- Citer les grands principes d'une relation d'aide auprès du patient et de sa famille

▲ Éducation du patient traité par anticonvulsivants

▲ Ce qu'il faut rappeler au patient

- Le traitement doit être pris sans interruption et à vie.
- Il s'agit d'un traitement prophylactique visant à supprimer les manifestations épileptiques et non à guérir la maladie.
- S'il doit y avoir substitution d'un traitement à un autre, il est nécessaire de l'arrêter progressivement. En effet, un arrêt brutal déclenche des crises convulsives graves.
- Pour équilibrer le traitement, une hospitalisation est parfois nécessaire.
- En début de traitement, le patient peut être sujet à des états de somnolence transitoires, à des vertiges, à des céphalées,
- L'efficacité du traitement est contrôlée par l'absence de crises. Les dosages sériques (gardénalémie, dépakinémie, par exemple) permettent de contrôler un éventuel surdosage.

▲ Les modalités de prise des médicaments et les règles d'hygiène à respecter

→ *Les modalités de prise des médicaments*

- Le respect des doses prescrites (pas de réduction ni d'augmentation sans avis médical).
- L'obligation d'ingérer les médicaments au milieu des repas ou avec une grande quantité d'eau pour éviter des troubles digestifs.
- La nécessité de signaler l'apparition de signes comme :
  - une hypersensibilité : céphalées importantes, fièvre, éruptions cutanées, etc. ;
  - une hépatotoxicité : coloration anormale des téguments et/ou des urines (surveillance par le bilan hépatique sanguin) ;
  - une hématotoxicité : saignements de nez, ecchymoses au moindre traumatisme (surveillance par la NFS, numération formule sanguine).

→ *Les règles d'hygiène de vie à respecter*

L'infirmière rappellera aux patients qu'il convient de proscrire les associations médicamenteuses et d'en référer à son médecin traitant pour chaque nouvelle prise de médicaments, d'éviter tout abus d'alcool ou de café, le manque de sommeil, le jeûne et de combattre les hyperthermies quelle qu'en soit la nature. Il faut faire attention toutefois à ne pas les hyperprotéger pour éviter une trop grande dépendance.

Il faut également éviter les activités requérant de la vigilance, les emplois à risques, les sports dangereux (mais ce n'est pas une contre-indication à une pratique sportive), la conduite automobile dans les formes graves ou mal équilibrées de la maladie.

L'infirmière rappellera au patient et à sa famille l'intérêt d'éviter toute stimulation visuelle (conduite de nuit, spots lumineux, écrans vidéo, etc.) qui peut déclencher une crise convulsive. Il est enfin conseillé au patient de porter une carte précisant sa pathologie et son traitement.

▲ Conclusion

Un soutien psychologique s'impose souvent. En effet, les crises, les interdits, la contrainte de la prise quotidienne de médicaments, un possible rejet familial et/ou professionnel sont vécus comme des handicaps.

Enfin, il ne faut pas oublier d'éduquer la famille en cas de crise convulsive.

Assurer les soins et la surveillance d'un patient atteint de méningite

Actes professionnels

- Installer confortablement le patient
- Instaurer des mesures prophylactiques nécessaires en fonction de l'étiologie
- Surveiller l'évolution des signes cliniques, vitaux et neurologiques du syndrome méningé
- Collaborer aux examens à visée diagnostique
- Collaborer à l'instauration du traitement prescrit et en surveiller l'efficacité
- Rassurer le patient

Diagnostics infirmiers prévalants

- Douleur
- Perturbation des habitudes de sommeil
- Anxiété

7

Connaissances requises

- Décrire le syndrome méningé
- Citer les formes étiologiques les plus fréquentes
- Citer les examens à visée diagnostique
- Donner la composition du liquide céphalorachidien dans la méningite bactérienne
- Énumérer les grands principes de traitement correspondant aux formes étiologiques
- Citer les complications à redouter
- Décrire les mesures prophylactiques à entreprendre lors d'une méningite à méningocoque

▲ Méningite

Mots clés : syndrome méningé ; céphalée ; vomissement ; raideur de la nuque ; ponction lombaire ; méningite bactérienne.

Introduction

Un syndrome méningé qui associe céphalées, vomissements et raideur de la nuque, traduit une irritation méningée qui peut être due à une infection (méningite) ou à une hémorragie méningée. Le diagnostic est une urgence et justifie une ponction lombaire car un traitement spécifique s'impose sans retard *(figure 19)*.

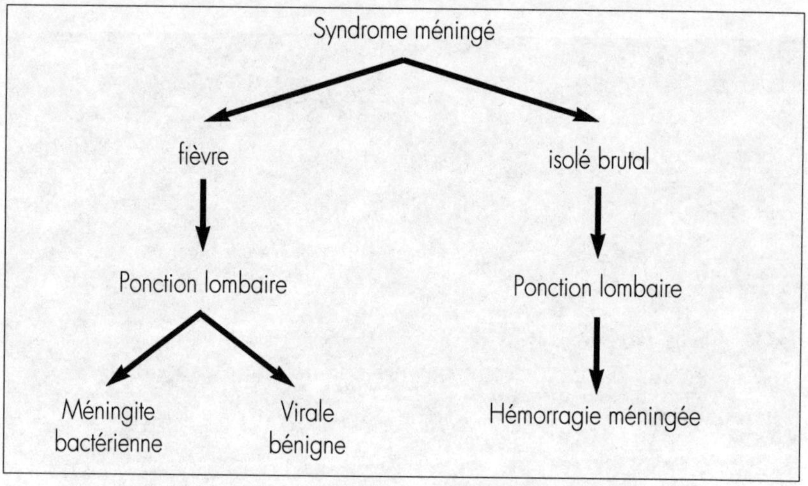

Figure 19 : Diagnostic d'un syndrome méningé

▲ Clinique

→ ***Le syndrome méningé***

Le syndrome méningé est caractérisé par l'association de céphalées, de vomissements et d'une raideur méningée.

Les céphalées sont intenses, inhabituelles. Elles s'accompagnent d'un syndrome algique plus général avec une intolérance au bruit et à la lumière (photophobie). Le patient est prostré, couché en chien de fusil, dans l'obscurité.

Les vomissements peuvent être brutaux, en jets et ne sont pas toujours précédés de nausées.

La raideur de nuque est retrouvée à l'examen clinique. C'est un signe de grande valeur en cas de céphalées et de vomissements. C'est un symptôme très fréquent mais qui peut être absent ou discret. C'est une contracture douloureuse des muscles paravertébraux s'opposant à la tentative de flexion passive de la nuque.

Deux signes du même ordre sont retrouvés, les signes de Kernig (lors de l'élévation des membres inférieurs en extension apparaît une douleur vive entraînant la flexion des genoux) et de Brudzinski (flexion involontaire des membres inférieurs lors de la flexion de la nuque).

D'autres signes neurologiques peuvent accompagner un syndrome méningé :

- un trouble de la conscience, confusion ;
- une crise d'épilepsie ;
- des signes neurologiques déficitaires centraux (hémiplégie, aphasie, etc.) ou déficits périphériques, radiculaires ou d'un nerf crânien.

Les signes d'accompagnement généraux sont un syndrome grippal, une fièvre.

Le mode d'installation et les signes d'accompagnement orientent vers la cause du syndrome méningé.

L'installation peut être brutale, d'une seconde à l'autre, ou progressive sur quelques jours.

→ ***La ponction lombaire***

Dans tous les cas, la découverte ou la suspicion d'un syndrome méningé impose la recherche d'une hémorragie méningée ou d'une méningite infectieuse et pour cela l'analyse du LCR (liquide céphalo-rachidien) en urgence, prélevé par ponction lombaire, est indispensable.

La ponction lombaire doit être précédée :

- d'un fond d'œil ;
- d'un scanner cérébral pour éliminer une hypertension intra-crânienne qui contre-indiquerait la ponction lombaire.

→ ***L'analyse du LCR***

Elle met en évidence :

- un LCR hémorragique orientant vers une hémorragie méningée ;
- un LCR purulent « eau de riz », avec une hypoglycorachie (diminution du taux de glucose) et la présence de cellules polynucléaires et de germes retrouvés à l'examen direct ou en culture ;
- un LCR clair avec une glycorachie normale et des cellules lymphocytaires évoquant une cause virale.

▲ Les étiologies

→ ***Une hémorragie méningée,*** présence de sang dans l'espace méningé *(figure 20)*, souvent due à une rupture d'une malformation vasculaire (anévrysme artériel ou malformation artérioveineuse), est caractérisée par un syndrome méningé très brutal, céphalées survenant d'une seconde à l'autre, sans fièvre au début au moins. Les signes d'accompagnement déficitaires neurologiques sont inconstants. C'est une urgence neurochirurgicale.

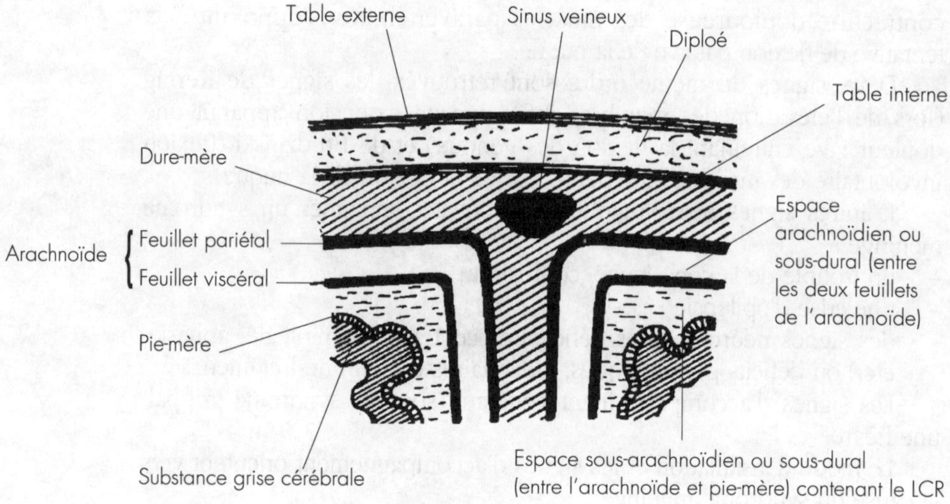

Figure 20 : Disposition des méninges

→ ***Un syndrome méningé fébrile*** oriente vers une méningite infectieuse qui peut être bactérienne ou virale. Les méningites bactériennes sont gravissimes et constituent une urgence médicale dont la thérapeutique doit être immédiatement mise en œuvre. Dans quelques cas, le syndrome méningé (céphalée, vomissements, raideur) est au second plan et le patient présente surtout de la fièvre et des troubles de la conscience. Les germes mis en cause sont le plus souvent le méningocoque (cause des « méningites cérébrospinales »), le pneumocoque, l'*Haemophilus* et enfin le BK. Les méningites virales, bénignes, sont un *diagnostic d'élimination* qui ne peut être porté qu'après ponction lombaire éliminant le diagnostic de méningite bactérienne *(figure 20).*

→ ***Certaines méningites ont une évolution chronique*** sur plusieurs semaines. La première cause en est la tuberculose ; d'autres infections, en particulier des parasitoses ou des mycoses, peuvent être retrouvées.

▲ Le traitement

→ ***La méningite bactérienne***

Elle nécessite un traitement antibiotique en urgence, avant même l'identification du germe. En cas de méningite à méningocoque, des mesures prophylaxiques doivent être mises en route.

→ ***La méningite virale bénigne***

Elle justifie un traitement symptomatique associant le repos au calme, dans la pénombre, et un traitement par antalgiques et myorelaxants.

→ ***L'hémorragie méningée***

C'est une urgence neurochirurgicale en cas de mise en évidence d'une malformation vasculaire qui a saigné.

La surveillance neurologique est comparable à la surveillance d'un accident vasculaire cérébral.

▲ Conclusion

Le pronostic des méningites bactériennes dépend de la rapidité de mise en œuvre du traitement antibiotique et de son efficacité. Des formes foudroyantes ou résistantes au traitement peuvent encore être causes de décès. L'atteinte encéphalique associée, rare, peut occasionner un handicap persistant.

Prise en charge infirmière

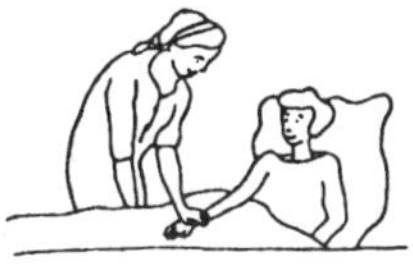

L'installation du patient atteint d'une méningite se fera de préférence en service de soins intensifs.

Le patient présentant des céphalées diffuses et intenses, une photophobie, des rachialgies et des vomissements, doit être isolé dans une chambre obscure, au calme si possible. Il est souvent couché à plat, en chien de fusil, le dos à la lumière (penser à lui donner une cuvette pour les éventuels vomissements).

La prise en charge du patient est différente selon l'étiologie (le diagnostic reposant sur la ponction lombaire).

Dans le cas de méningites bactériennes

Des mesures prophylactiques strictes sont mises en œuvre s'il existe un risque contagieux, dans le cas des méningites bactériennes par exemple. Le malade est alors mis en réanimation infectieuse, en *isolement technique* (mentionné sur la porte). Ceci impose :

- le port d'une blouse de boxe, de gants, d'un masque et de surchaussures pour tout le personnel et les visiteurs ;
- un matériel de désinfection pour le lavage des mains à l'entrée de la pièce ;
- un matériel réservé au patient : thermomètre, chariot, stéthoscope, vaisselle, instruments, etc. La préférence est donnée au matériel à usage unique ;
- des sacs spéciaux à déchets et à linge individualisés : une décontamination est obligatoire pour tout ce qui sort de la chambre du patient ;
- la désinfection de la chambre et du matériel lourd lors du départ du patient.

Dans tous les cas de méningite

La surveillance clinique

Elle porte notamment sur :

- l'évolution des signes cliniques : céphalées, vomissements, photophobie, douleurs diffuses ;
- les signes neurologiques : troubles de la vigilance, raideur de la nuque, signes de localisation, convulsions ;
- les signes vitaux, en particulier la température qui doit chuter rapidement suite au traitement. En cas d'aggravation sur le plan infectieux, on peut observer un état de choc, un *Purpura fulminans* aboutissant à une CIVD (coagulation intravasculaire disséminée) ;
- l'efficacité des traitements et leurs effets secondaires.

Ces traitements longs associent souvent plusieurs médicaments veino-toxiques impliquant la pose d'une voie d'abord veineuse d'excellente qualité.

Les soins

- *L'alimentation* : si le syndrome méningé est sévère on peut observer des vomissements importants en jet. L'alimentation est alors parentérale. Dès l'arrêt des vomissements, on reprend l'alimentation orale adaptée à l'état du malade. Il existe souvent, au début, une asthénie et une perte de l'appétit. Il est donc nécessaire de stimuler et d'encourager le patient pour qu'il s'alimente.

- *L'élimination* est à surveiller. La constipation accompagne souvent le syndrome méningé. Dès la normalisation des signes méningés et la reprise de l'alimentation orale, le rythme de l'élimination intestinale doit revenir à la normale.

- *L'hygiène* : il est parfois nécessaire d'aider le patient pour la toilette en raison d'une fatigabilité importante.

Dès que son état le permet, on proposera au patient les distractions qu'il peut désirer (télévision, radio, livres, visites). Il est important de lui consacrer du temps pour rompre son isolement.

Dans le cas des méningites virales, le rôle de l'infirmière consiste à surveiller l'évolution des signes méningés jusqu'à leur normalisation.

Conclusion

La méningite est une pathologie douloureuse nécessitant des ponctions lombaires répétées génératrices de forte anxiété. Le rôle de l'infirmière est alors d'apporter au patient un maximum de confort physique et moral et, en cas d'isolement technique, d'être le lien entre le patient et les membres de sa famille.

Assurer les soins et la surveillance d'un patient paraplégique

Actes professionnels

- Veiller à l'installation confortable du patient au lit et au fauteuil
- Lutter contre les complications de décubitus
- Obtenir la participation du malade pour éviter l'apparition d'escarres
- Surveiller l'élimination urinaire et prévenir l'infection
- Surveiller l'élimination intestinale
- Être attentif aux différentes phases psychologiques que traverse le patient, en fonction de sa prise de conscience et de l'acceptation de son handicap
- Encourager le patient à exprimer ses sentiments et lui offrir un soutien psychologique
- Favoriser le recouvrement rapide de l'autonomie la plus complète possible par l'éducation du patient

Diagnostics infirmiers prévalants

- Perturbation de l'image corporelle
- Altération de la mobilité physique
- Perturbation de la sexualité
- Désespoir
- Adaptation altérée

8

Connaissances requises

- Expliquer le rôle de la moelle (schéma)
- Définir le syndrome pyramidal
- Définir paraplégie, quadriplégie
- Citer les étiologies les plus fréquentes des paraplégies
- Énoncer les complications à redouter, les évolutions possibles et le pronostic
- Citer les grands principes de traitement

▲ Paraplégie

Mots clés : paraplégie ; moelle ; compression médullaire ; syndrome pyramidal ; spasticité ; trouble vésicosphinctérien ; escarres ; infection urinaire.

▲ Rappel anatomique

La moelle fait partie du système nerveux central *(figures 21 et 22).*

Trois zones peuvent être différenciées :

- cervicale ;
- dorsale ;
- lombaire et sacrée.

La moelle est une voie de passage des voies motrices et sensitives ; la voie motrice principale (voie pyramidale) issue du cortex est descendante, les voies sensitives sont ascendantes.

Des nerfs périphériques font issue à chaque niveau rachidien :

- huit racines cervicales innervent les membres supérieurs ;
- douze racines dorsales innervent les muscles intercostaux, abdominaux ;
- cinq racines lombaires et cinq racines sacrées innervent les membres inférieurs et les fonctions vésicosphinctériennes.

Une lésion médullaire est responsable de signes neurologiques déficitaires en dessous de la lésion :

- des troubles moteurs avec un syndrome pyramidal ;
- des troubles sensitifs au tact, sensibilité articulaire, sensibilité au froid, au chaud et à la douleur ;
- des troubles vésicosphinctériens fréquents.

Le déficit peut être incomplet (déficit moteur ou trouble sensitif incomplets), ou complet, associant une paralysie totale et une anesthésie.

Étant donné le faible diamètre de la moelle, le déficit touche généralement les deux côtés.

En fonction du niveau de la lésion, on peut décrire des distributions différentes des troubles.

• *Lésion au niveau cervical (figure 23)* avec une paralysie :

- des deux membres inférieurs ;
- du tronc ;
- de tout ou partie des membres supérieurs.

Le déficit prend alors le nom de *tétraplégie* ou quadraplégie.

• *Lésion au niveau dorsal ou lombo-sacré (figure 24)* avec une paralysie :

- des deux membres inférieurs,
- des muscles du tronc en cas d'atteinte dorsale.

Le déficit prend alors le nom de *paraplégie.*

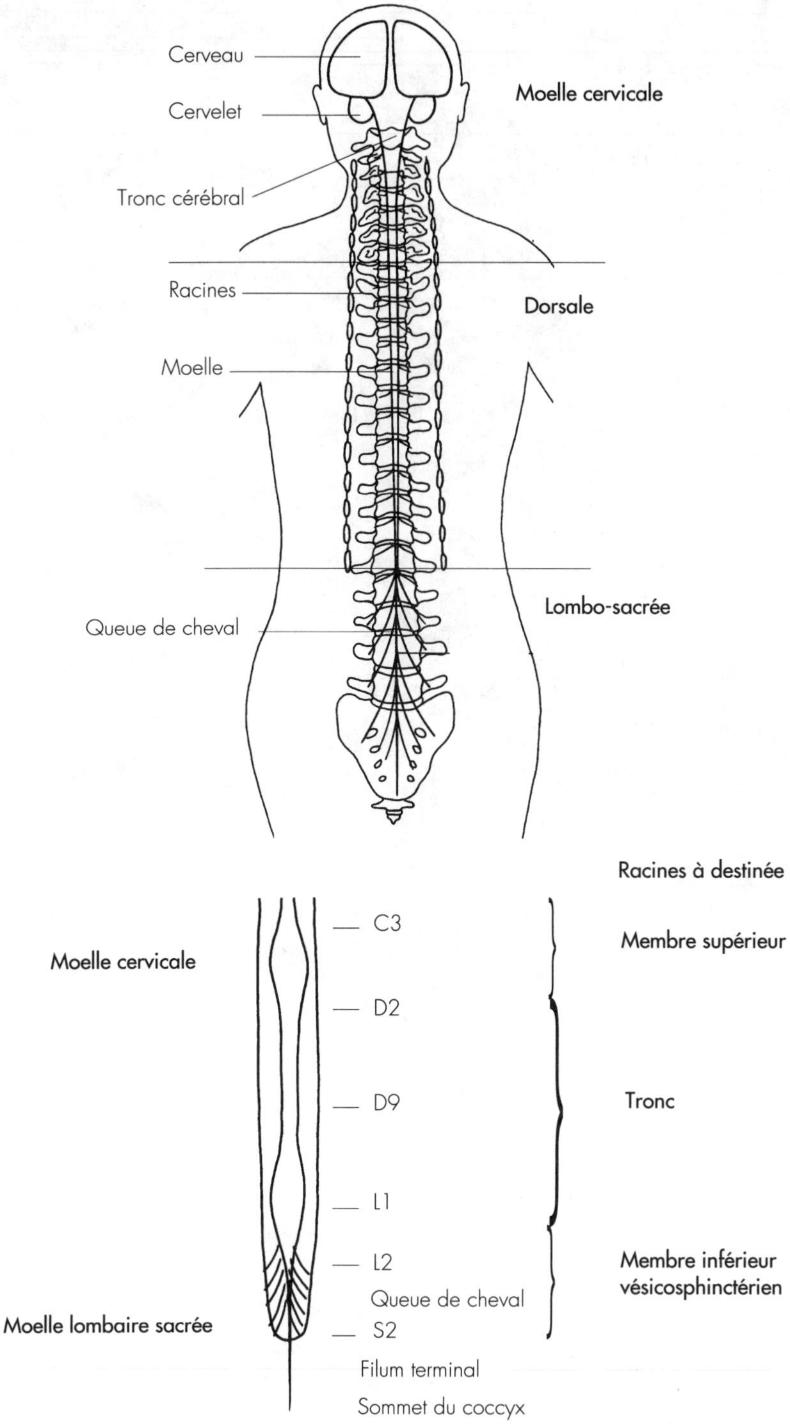

Figures 21 et 22 : Niveau de la lésion de la moelle

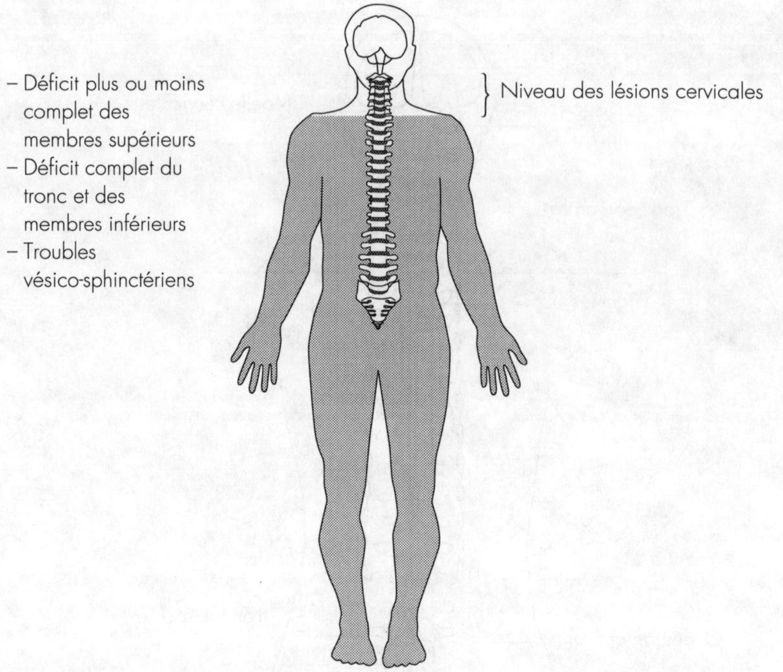

Figure 23 : Lésion de la moelle cervicale et tétraplégie

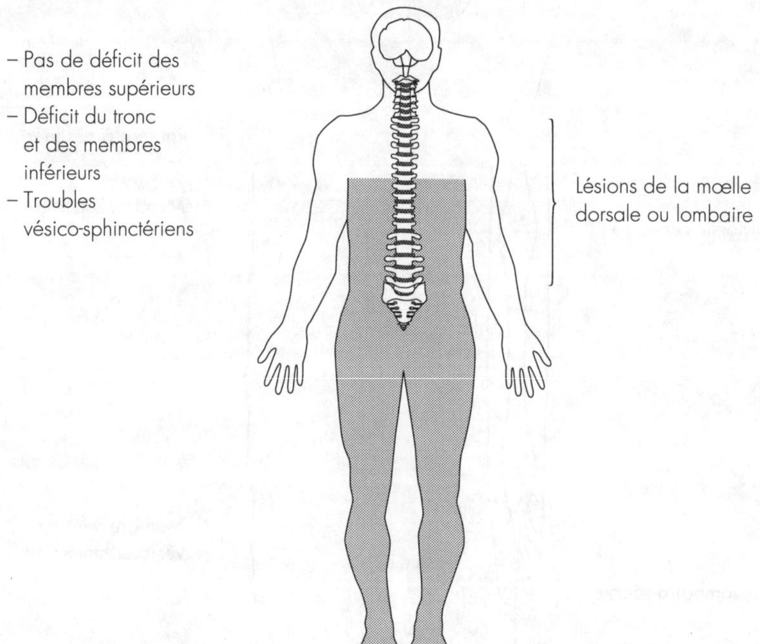

Figure 24 : Lésion de la moelle dorsale ou lombaire et paraplégie

▲ Clinique

Tableau clinique d'une paraplégie complète de niveau dorsal :

- *déficit musculaire complet* des 2 membres inférieurs et du tronc avec :
  - un syndrome pyramidal ;
  - des réflexes ostéotendineux vifs ;
  - un réflexe cutané plantaire en extension des deux côtés ;
  - une spasticité souvent gênante : il s'agit d'une exagération du tonus musculaire, retrouvée lors de la mobilisation passive des membres. Elle est souvent permanente, en extension ou en flexion et peut s'accompagner de contractures douloureuses. Elle peut gêner la position assise en fauteuil roulant ;
- *anesthésie complète cutanée*, avec insensibilité au toucher, au froid, au chaud et à la douleur, avec un risque que les lésions cutanées passent inaperçues (brûlures, escarres, ongles incarnés) ;
- *troubles vésicosphinctériens* caractérisés par une hyperactivité vésicale et du sphincter ;
- *hypertonie musculaire et spasticité*, non immédiates lors d'une paraplégie d'installation brutale ; mais précédées par une période d'hypotonie, paraplégie flasque qui dure environ trois mois. Les réflexes ostéotendineux réapparaissent et la spasticité s'installe progressivement. De même, au plan vésicosphinctérien, la phase initiale est caractérisée par l'atonie vésicale.

▲ Les étiologies des lésions médullaires

Elles peuvent être :

- traumatiques, secondaires à une fracture ou à une luxation rachidienne. Les causes en sont les accidents de la voie publique, le classique « coup du lapin », les accidents de sport de plongée ;
- tumorales d'origine médullaire ou extramédullaires comprimant la moelle (méningiome, neurinome, tumeurs osseuses vertébrales) ;
- vasculaires par accident vasculaire médullaire ou malformation vasculaire médullaire ;
- inflammatoires : la paraplégie ou la tétraplégie incomplète font partie du tableau de la sclérose en plaques ;
- dégénératives.

▲ Le traitement

Les traitements sont limités à un traitement chirurgical en urgence en cas de compression médullaire et actuellement à un traitement corticothérapique à fortes doses au temps initial du traumatisme.

Il n'existe pas de traitement médicamenteux pouvant faire suite à la période des séquelles. L'objectif est alors de parvenir à l'autonomie en fauteuil et de prévenir au mieux les complications menaçant le paraplégique : l'escarre et l'infection urinaire.

▲ Conclusion

Le pronostic de récupération motrice est le plus souvent défavorable et le patient devra apprendre à vivre en fauteuil roulant.

L'objectif de la réadaptation d'un patient paraplégique vise à le rendre autonome quant à la prévention des escarres, à la gestion des troubles vésicosphinctériens et quant aux déplacements en fauteuil roulant.

L'équipe soignante doit tenir le plus grand compte du traumatisme psychologique lié à la survenue du handicap et doit comprendre le patient qui passe par des phases de rejet du monde médical qui ne peut rien puisqu'il ne peut « lui redonner ses jambes ».

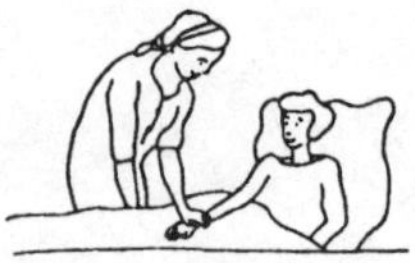

Prise en charge infirmière

La finalité des soins infirmiers auprès des patients atteints de paraplégie est double. Tout d'abord, en phase aiguë, ils ont pour but de pallier les déficits d'autosoins et de lutter contre les complications de décubitus (escarres et stase urinaire essentiellement) ; puis, dans la phase de déficit acquis, d'éduquer le patient à réaliser lui-même les soins quotidiens dans les limites de ses possibilités, pour aboutir à une autonomie la plus complète possible.

La phase aiguë

En phase aiguë, les soins à apporter à un patient atteint de paraplégie sont identiques aux soins à apporter à un patient atteint d'hémiplégie. On se reportera donc au chapitre traitant ce dernier cas.

La phase de déficit acquis

En phase de déficit acquis, la vie d'un patient paraplégique est en permanence menacée par des complications : escarres, infections cutanées, pyélonéphrite, constipation, encombrement pulmonaire. L'infirmière s'attachera à prévenir ces complications par une surveillance étroite du patient et des soins répétés

La prévention des escarres

C'est un souci immédiat et permanent de l'infirmière. Le risque majeur pour un patient atteint de paraplégie étant l'escarre, il est impératif d'éviter les appuis prolongés. Pour ce faire, le patient alité est changé de position au moins une fois toutes les trois heures (décubitus latéral droit et gauche, décubitus dorsal) et massé aux points d'appui. L'infirmière observera plusieurs fois par jour les régions les plus exposées : les trochanters, le sacrum, les malléoles et les talons. Il est utile d'informer le malade de possibilité de s'aider d'un miroir pour observer les zones d'appui. L'infirmière installe le patient sur un matelas anti-escarres.

En fauteuil roulant, le patient est assis confortablement en appui sur les deux fesses et calé. Le rôle de l'infirmière consiste à expliquer au patient la nécessité de se soulever régulièrement pour soulager les ischions en s'aidant de ses bras. Une toilette trop rapide et un séchage superficiel, la transpiration, les troubles sphinctériens favorisant les lésions cutanées, l'infirmière assurera une hygiène corporelle rigoureuse et pluriquotidienne.

La prévention des infections urinaires

La stase urinaire est un risque à redouter car elle est responsable d'infections. Plusieurs techniques d'évacuation vésicale sont proposées au patient en fonction du déficit vésicosphinctérien : la percussion abdominale, l'autosondage, le sondage intermittent, le cathéter sus-pubien, la pression abdominale et la sonde à demeure (*cf.* la rééducation vésico-sphinctérienne) qui ne doit pas être utilisée de façon trop prolongée afin d'éviter le risque infectieux.

Le rôle de l'infirmière est primordial dans le dépistage des infections urinaires. En effet, le patient présentant des troubles sensitifs est incapable de signaler un symptôme douloureux. Les signes d'alerte sont alors des urines concentrées, troubles, malodorantes, des modifications des troubles mictionnels, voire une légère hyperthermie. Il convient alors de le signaler au médecin et de pratiquer un examen cytobactériologique des urines. De plus, la prévention nécessitant une diurèse importante, les apports hydriques (plus de 2 litres par jour) seront augmentés en cas d'hyperthermie, de transpiration importante et de fortes chaleurs.

La prévention de la constipation

De même qu'il existe des troubles urinaires, il existe des troubles de l'élimination intestinale.

Les troubles de l'élimination intestinale étant fréquents, l'infirmière éduquera le patient sur les moyens à utiliser pour évacuer ses selles : stimulation de la région rectale (à l'aide de suppositoires glycérinés si besoin), massages abdominaux, évacuation manuelle. Elle recommandera aussi un régime alimentaire riche en protéines et fibres, afin de favoriser l'élimination intestinale et de prévenir ainsi les escarres et l'obésité.

Conclusion

L'infirmière doit être consciente des problèmes psychologiques (déni et refus du handicap et des contraintes qu'il impose, voire dépression), familiaux, socio économiques, professionnels qui se posent au patient paraplégique mais aussi des difficultés relationnelles engendrées par une connaissance approfondie de la pathologie par le patient et les limites thérapeutiques. L'infirmière accompagnera le patient au long de ces différentes étapes (*cf.* relations d'aide).

Prendre en charge un patient atteint d'une maladie musculaire ou myopathie

Actes professionnels

- Assurer la surveillance neurologique du patient
- Préparer le patient pour la biopsie musculaire et l'électromyogramme
- Surveiller l'efficacité du traitement
- Prévenir les complications liées à l'immobilité
- Assurer les soins d'hygiène et d'alimentation tout en maintenant un maximum d'autonomie
- Proposer des activités ergonomiques et de rééducation
- Envisager les problèmes psychosociologiques du patient

Diagnostics infirmiers prévalants

- Intolérance à l'activité
- Douleur chronique
- Anxiété
- Altération de la mobilité physique.

9

Connaissances requises

- Définir la myopathie et donner les signes cliniques correspondants
- Citer les examens permettant de poser le diagnostic
- Citer les traitements et leur surveillance
- Expliquer les soins de nursing à dispenser à ces patients ainsi que la rééducation à entreprendre

▲ Maladies musculaires

Introduction

Le vaste champ des maladies musculaires regroupe de nombreuses affections correspondant à des physiopathologies distinctes, touchant le tissu musculaire squelettique ou la jonction neuromusculaire. Le terme de « myopathie » s'applique plus précisément aux maladies caractérisées par une atteinte intrinsèque des fibres musculaires, mais il ne saurait préjuger de leur pronostic puisqu'il s'applique aussi bien à la maladie de Duchenne, toujours létale, qu'à des affections beaucoup moins sévères.

Classification des affections musculaires

Les maladies musculaires sont avant tout définies par leur physiopathologie, mais leur classification fait également appel à leur âge de survenue (début néonatal, dans l'enfance ou à l'âge adulte), à leur caractère acquis ou héréditaire et, dans ce dernier cas, au mode de transmission dans la famille (hérédité récessive liée à l'X, autosomique récessive ou dominante, ou « maternelle »). Il importe de souligner que, pour de nombreuses myopathies dont le caractère héréditaire était connu depuis longtemps, les gènes en cause ont pu être localisés ces dernières années grâce aux progrès de la génétique moléculaire.

Dans le *tableau 3* figurent les principales maladies musculaires, avec leur mode de transmission génétique.

▲ Les signes cliniques

Il est essentiel de s'enquérir d'éventuels antécédents familiaux susceptibles d'orienter vers une myopathie héréditaire.

→ ***La faiblesse musculaire***

Son installation peut être lentement progressive, sur plusieurs années ou plus rapide (quelques semaines ou mois), orientant alors vers une affection acquise. Cette diminution de la force musculaire peut se traduire, lorsqu'elle touche les *membres inférieurs*, par des difficultés pour marcher, pour courir, pour monter des escaliers, pour se lever d'une chaise et peut se compliquer de chutes. Lorsqu'elle touche les *épaules* et les *bras*, le patient peut se plaindre de difficultés pour lever les bras, pour se coiffer ou se raser. L'atteinte des *muscles du cou* peut entraîner une chute de la tête, et celle des *muscles pharyngés* de troubles de déglutition. Enfin, une paralysie plus ou moins sévère des *muscles oculaires* (ophtalmoplégie) pouvant être associée à une *chute des paupières* (ptosis) se rencontre plus spécifiquement dans certaines pathologies.

→ ***L'hypotonie***

Chez le nourrisson ou le tout petit enfant, une hypotonie musculaire diffuse peut s'accompagner d'une diminution de la mobilité et de la force des extrémités.

Dystrophies musculaire progressives	Atteintes musculaires inflammatoires
Dystrophie de Duchenne, récessive liée au sexe	Myosites virales et parasitaires
Dystrophie de Becker, récessive liée au sexe	Polymyosites et dermatomyosites
Dystrophie facio-scapulo-humérale, autosomique dominante	Myosite « à inclusions »
Dystrophie des ceintures, autosomique récessive	**Myopathies endocriniennes**
Dystrophie oculopharyngée, autosomique dominante	Hyper- et hypothyroïdie
Myopathies congénitales	Maladie de Cushing
Myotonies	**Myopathies toxiques et iatrogènes**
Dystrophie myotonique de Steinert, autosomique dominante	**Myopathies métaboliques**
Myotonie congénitale, autosomique dominante ou récessive	Glycogénoses, autosomiques récessives
Episodes paralytiques récidivants	Lipidoses, récessives autosomiques
Paralysies périodiques familiales, hypokaliémique ou hyperkaliémique, autosomiques dominantes	Maladies mitochondriales
Paralysies hypo- ou hyperkaliémiques acquises	**Syndromes myasthéniques**
	Myasthénie auto-immune
	Syndromes myasthéniques iatrogènes
	Myasthénies congénitales, autosomiques récessives
	Syndrome de Lambert-Eaton

Tableau 3 : Principales affections musculaires

→ ***L'atrophie ou l'hypertrophie***

Une atrophie ou une hypertrophie de certains territoires musculaires, peut coexister avec le déficit moteur.

→ ***Les difficultés de décontraction musculaire***

Des difficultés à la décontraction musculaire peuvent se rencontrer, majorées parfois par le froid (myotonie).

→ ***L'intolérance à l'effort***

Il peut exister une intolérance à l'effort, avec survenue au cours des exercices physiques de *douleurs musculaires*, puis de *courbatures* ne s'atténuant parfois qu'en quelques jours.

→ ***Les accès de paralysie***

Des accès paralytiques peuvent s'installer très rapidement après un effort ou un repas riche en glucides et s'améliorent spontanément. Ce type de symptôme se rencontre de façon spécifique dans les *paralysies périodiques.*

▲ Les examens complémentaires

→ *Les examens de pratique courante*

• *Le dosage des enzymes musculaires* (créatine-kinases sériques), bien que très utile, reflète seulement l'importance des lésions de nécrose musculaire. Leur élévation n'est spécifique d'aucune affection particulière et la normalité du dosage ne permet pas d'exclure l'existence d'une maladie musculaire.

• *L'électromyographie* peut fournir des renseignements très précieux sur le fonctionnement de la jonction neuromusculaire et l'innervation du muscle. Il faut cependant se méfier des excès d'interprétation et ne pas conclure abusivement au diagnostic de myopathie devant des modifications banales et non spécifiques du tracé EMG.

• *La biopsie musculaire* apporte des informations cruciales pour le diagnostic, à condition que les prélèvements soient effectués dans des conditions rigoureuses et analysés par un laboratoire spécialisé. C'est en effet le seul moyen d'observer les altérations spécifiques de certaines maladies musculaires.

Elle est habituellement réalisée après anesthésie locale, en l'absence de contre-indication (trouble de la crase sanguine). Une courte hospitalisation est nécessaire lorsque le prélèvement est effectué sur le membre inférieur, permettant une immobilisation durant 24 h, afin d'éviter des problèmes de cicatrisation (la reprise de l'appui sera progressif, avec l'aide de béquilles).

Hématome et *surinfection* du site de biopsie en sont les complications possibles, justifiant le respect de strictes conditions d'asepsie lors du geste chirurgical.

→ *Les autres examens*

• *Les techniques d'imagerie, examen scanographique* et par *résonance magnétique nucléaire* des masses musculaires, permettent de mieux apprécier les modifications de volume des muscles ainsi que la distribution de l'atrophie.

• *Les explorations du métabolisme musculaire in vivo* restent pratiquées dans certains centres spécialisés, et sont demandées lorsque l'on suspecte une anomalie du fonctionnement métabolique. Ces examens non invasifs sont l'*épreuve d'effort sur bicyclette ergométrique* et la *spectroscopie en résonance magnétique nucléaire musculaire.*

Les autres examens complémentaires (épreuves fonctionnelles respiratoires, exploration de la fonction cardiaque, dosages enzymatiques, mise en évidence d'anomalies immunologiques etc.) sont fonction de l'étiologie recherchée.

▲ Présentation des principales myopathies et de leur traitement

De très nombreuses maladies musculaires ont été identifiées. Seules les plus fréquentes sont traitées dans ce chapitre.

▲ Les maladies musculaires génétiquement transmises

→ *Les aspects cliniques*

- La plus sévère de ces affections est la *dystrophie musculaire de Duchenne*, qui est transmise par les femmes et se manifeste chez le petit garçon vers l'âge de 2 à 3 ans. Sa prévalence est d'environ 3/100 000. Au début la démarche est dandinante, le torse rejeté en arrière, et une hypertrophie des mollets peut être constatée. L'évolution aboutit à une perte de la marche entre 10 et 15 ans, et le décès survient entre 20 et 25 ans du fait d'une *atteinte des muscles cardiaques et respiratoires.*
- La présentation de la *myopathie de Becker* est proche de celle de la maladie de Duchenne (même mode de transmission et mêmes types de symptômes) mais son début est plus tardif (entre 6 et 15 ans) et son évolution beaucoup moins sévère, avec une espérance de vie quasi normale.
- La *dystrophie myotonique de Steinert* est une affection transmise selon un mode dominant. Avec une prévalence d'environ 1/7 000, c'est la plus fréquente des dystrophies musculaires mais elle est souvent méconnue, l'âge des premières manifestations variant de 20 à 50 ans. L'atteinte musculaire est caractérisée par une atrophie des muscles des mains et des avant-bras, avec raideur myotonique et incapacité à relâcher le poing. Une atteinte des muscles du visage, du cou et du pharynx est également très fréquente. Mais l'originalité de cette maladie tient à l'existence d'une *atteinte multisystémique* pouvant comporter une cataracte, des troubles du rythme et de la conduction cardiaque, des troubles endocriniens, une calvitie précoce, ainsi qu'une détérioration intellectuelle dans certains cas. Lorsque la mère est transmettrice, l'enfant peut développer une forme particulière de la maladie d'expression très précoce *(Steinert néonatal)* avec hypotonie et retard psychomoteur.
- La *myopathie facio-scapulo-humérale*, encore appelée maladie de Landouzy-Déjerine, débute habituellement dans la deuxième décennie et se manifeste par une atteinte musculaire asymétrique affectant la face et la ceinture scapulaire (épaules tombant en avant et décollement des omoplates), mais touchant également parfois les membres inférieurs. Sa prévalence est estimée à 1/20 000 et le mode de transmission est autosomique dominant. La progression des troubles est très lente, avec des périodes de stabilisation. L'espérance de vie n'est pas modifiée malgré une incapacité qui peut être sévère.

→ ***L'approche thérapeutique***

S'il n'existe pas encore de traitement curatif de ces différentes affections, une prise en charge multidisciplinaire s'avère indispensable pour permettre de préserver au maximum l'autonomie de ces patients à l'aide de traitements non spécifiques.

• *La physiothérapie et les traitements orthopédiques* ont pour objectif commun d'améliorer l'autonomie locomotrice et respiratoire en limitant les rétractions musculotendineuses et les déformations squelettiques, rachidiennes en particulier, d'autant plus graves qu'elles surviennent chez un sujet en croissance. *La rééducation* repose sur le massage des muscles douloureux et contracturés, sur la mobilisation passive des articulations, sur le travail proprioceptif lorsqu'il existe des troubles de la statique et sur l'aide à la verticalisation, fondamentale chez le patient qui a perdu la marche. La *kinésithérapie respiratoire* est utile pour lutter contre l'encombrement bronchique.

• *L'orthopédie médicale* permet une contention et une limitation des déformations osseuses par l'intermédiaire d'attelles de nuit pour éviter les attitudes vicieuses, de corsets pour prévenir et réduire la scoliose, et de releveurs du pied en cas de steppage.

• *La chirurgie orthopédique* s'est beaucoup développée ces dernières années, permettant de lutter contre une scoliose lorsqu'elle n'est plus contrôlée lors de la croissance par le port d'un corset. *La chirurgie fonctionnelle* des membres permet entre autres possibilités la fixation de l'omoplate sur le gril costal lorsqu'il existe un déficit majeur des muscles fixateurs ou l'allongement du tendon d'Achille en cas de rétraction non contrôlée par la physiothérapie. L'indication de la chirurgie orthopédique dépend de l'étiologie de la myopathie, de l'état des fonctions vitales et de l'importance de la faiblesse musculaire ; elle nécessite une stratégie établie par une équipe multidisciplinaire, médicale et chirurgicale.

• *L'assistance respiratoire* est souvent rendue nécessaire en raison de la fréquence de l'atteinte respiratoire, particulièrement dans la myopathie de Duchenne et la maladie de Steinert. L'étude attentive de la fonction respiratoire (capacité vitale, gaz du sang, oxymétrie nocturne) permet de poser l'indication de la mise en route de l'assistance respiratoire, essentiellement par *ventilation intermittente nocturne* dont le bénéfice est bien démontré. Cependant, la ventilation par trachéotomie s'avère nécessaire et plus sûre en cas d'insuffisance respiratoire sévère, assurant une aspiration efficace en cas de surinfection. L'assistance ventilatoire est réalisable à domicile, ce qui contribue à améliorer l'autonomie des patients.

Une nouvelle technique de ventilation est apparue récemment : la *ventilation intermittente par voie buccale* utilisant un respirateur soumis au régime de pressions (Bird). Cette technique permet d'assurer une ampliation thoracique suffisante et d'éviter l'effondrement du thorax et les rétractions pulmonaires chez l'enfant.

Quelle que soit la technique choisie, la mise en route de la ventilation nécessite un apprentissage qui doit toujours être débuté en milieu hospitalier spécialisé.

- *L'atteinte cardiaque* qui accompagne plusieurs groupes de maladies musculaires (notamment les dystrophies de Duchenne et de Becker et la maladie de Steinert) implique une prise en charge spécifique, d'autant plus que les anomalies cardiaques sont volontiers silencieuses et doivent être systématiquement dépistées. Le dépistage de troubles du rythme ou de la conduction peut nécessiter la mise en place d'un *pace maker* afin d'éviter les risques de mort subite.
- Une intervention chirurgicale étant une éventualité non exceptionnelle chez les patients atteints d'une affection musculaire, *la pratique de l'anesthésie* est extrêmement rigoureuse en raison de leur fragilité cardiorespiratoire. Le bilan préanesthésique comporte toujours une évaluation de la fonction respiratoire et le dépistage d'une cardiomyopathie (Holter, échocardiographie). La surveillance postopératoire en salle de réveil est également primordiale afin de contrôler la fonction cardiorespiratoire.
- *Le dépistage et le traitement d'un syndrome anxiodépressif,* fréquent en cas d'affections chroniques et sévères, souvent héréditaires, sont également importants.

▲ Les myopathies inflammatoires ou myosites

Ce sont des affections acquises, pouvant survenir à n'importe quel moment de la vie. Les sympômes comportent des myalgies et une faiblesse des muscles proximaux survenant parfois dans un contexte d'altération de l'état général. Une atteinte pharyngée, cardiaque ou respiratoire peut également se voir en cours d'évolution. Une éruption cutanée siégeant sur le visage et le haut du tronc caractérise *les dermatomyosites.* Les polymyosites peuvent être en apparence isolées, ou survenir en association à une maladie auto-immune (lupus érythémateux disséminé, périartérite noueuse) ou à un cancer viscéral. L'évolution est variable, souvent rapide et grave, mais parfois plus lente, voire chronique.

→ *Le traitement*

- La *corticothérapie* est la base du traitement des polymyosites. Le traitement de première intention nécessite des posologies élevées, de l'ordre de 1 mg/kg chez l'adulte, en association aux traitements adjuvants habituels (apport de calcium et de potassium, pansements gastriques, régime sans sel). On associe à la corticothérapie, le *repos au lit* et une *kinésithérapie passive* afin de prévenir l'amyotrophie, les rétractions et les enraidissements articulaires. La présence d'une dysphagie peut parfois nécessiter la pose d'une *sonde gastrique* afin de prévenir les fausses routes. La corticothérapie est ensuite réduite progressivement après plusieurs semaines, lorsqu'une normalisation du taux des enzymes musculaires est constatée.

• En cas d'échec de la corticothérapie, de rechute ou d'effets secondaires invalidants, on peut avoir recours aux *immunosuppresseurs*, essentiellement l'Imurel ou le Methotrexate par voie intraveineuse ou orale. Le risque de complications hématologiques et infectieuses nécessite alors des contrôles sanguins réguliers.

• Enfin, en cas d'échec des traitements classiques, les *immunoglobulines polyvalentes* par voie veineuse, en cures mensuelles, peuvent être préconisées. Ce traitement, encore à l'étude, est généralement bien toléré (rares manifestations allergiques mineures), mais il présente comme inconvénient majeur un coût très élevé.

▲ La myasthénie

La myasthénie est caractérisée par une faiblesse musculaire anormale à l'effort en rapport avec un *bloc de la transmission neuromusculaire*, normalement assurée par la libération d'acétylcholine (Ach), entravée par la production d'auto-anticorps dirigés contre les récepteurs de l'Ach. Si l'existence d'une atteinte proximale des membres reste peu spécifique, certains territoires musculaires sont plus électivement touchés : les muscles oculomoteurs (entraînant diplopie et ptosis), les muscles pharyngolaryngés (troubles de la phonation et de la déglutition), les muscles masticateurs, les muscles de la nuque (chute de la tête) et les muscles respiratoires (à rechercher systématiquement). La distribution des déficits musculaires est très variable d'un malade à l'autre : parfois seuls les muscles oculomoteurs sont atteints (*formes oculaires*, de bon pronostic), mais dans d'autres cas le processus pathologique est diffus (*formes généralisées*, de pronostic réservé en raison notamment du risque d'atteinte respiratoire).

La myasthénie peut débuter à tout âge, mais le plus souvent de 20 à 30 ans chez les femmes et de 40 à 60 ans chez les hommes. L'évolution est imprévisible. Il s'agit d'une maladie chronique évoluant par *poussées* séparées par des *rémissions*. Les poussées sont souvent déclenchées par des facteurs intercurrents : infections, interventions chirurgicales, ou grossesses par exemple. L'évolution est dominée par le risque de *crise myasthénique* qui réalise une véritable urgence : elle est la conséquence d'une atteinte des muscles respiratoires et se traduit par une *insuffisance respiratoire* pouvant mettre en jeu le pronostic vital. Il faut la suspecter dès les premiers signes : toux inefficace, encombrement bronchique, fausses routes, et transférer le malade en réanimation.

Le pronostic est difficile à prévoir, surtout dans les premières années d'évolution. Il est alors fonction du type de la myasthénie. En revanche, après plusieurs années (cinq en moyenne), le potentiel évolutif de la maladie est habituellement moins sévère.

→ ***Le traitement***

Il fait appel à de nombreuses armes thérapeutiques, prescrites en fonction de la gravité de la maladie (cotée en cinq stades), de son profil évolutif et de l'âge du patient.

• Dans tous les cas, le traitement par les *médicaments anticholinestérasiques* reste la base. Ils agissent en bloquant la dégradation de l'Ach et par conséquent prolongent son action au niveau de la jonction neuromusculaire.

Les principaux anticholinestérasiques utilisés sont :

- la Prostigmine® (comprimés à 15 mg, durée d'action de 2 h) ;
- le Mestinon® (cp à 60 mg, durée d'action de 4 h) qui existe également sous forme retard (cp à 180 mg, durée d'action de 8 à 10 h) ;
- la Mytelase (cp à 10 mg, durée d'action de 4 à 6 h).

Ils doivent être pris à jeun, 30 minutes avant les repas. Des *accidents de surdosage* peuvent survenir, dont les symptômes sont ceux d'une hyperactivité cholinergique : hypersécrétion salivaire et bronchique, coliques, diarrhée, sueurs, fasciculations et crampes musculaires.

• Certains médicaments sont également *contre-indiqués* car ils interfèrent avec les phénomènes de transmission neuromusculaire. D'autres doivent être utilisés avec précaution, comme les benzodiazépines, les neuroleptiques et le Tégrétol®. D'autres encore sont *formellement contre-indiqués* : les curarisants, la D-pénicillamine, les bêta-bloquants, le dantrolène, certains antiépileptiques (Di-hydan et triméthadione), certains antibiotiques (les aminosides, la colimycine, la polymyxine, les cyclines injectables), la quinine et la chloroquine, la quinidine et la procaïnamide.

• Dans 10 à 25 % des myasthénies, le scanner médiastinal conduit à la découverte d'un thymome associé. La *thymectomie* est alors impérative, suivie de radiothérapie si la tumeur est invasive. La thymectomie est généralement aussi proposée chez des patients jeunes, de moins de 40 ans, sans thymome, dont la myasthénie s'aggrave rapidement. En effet, il est admis que le thymus joue un rôle majeur dans la genèse de la maladie.

Lorsqu'il persiste un déficit fonctionnel important, les traitements les plus efficaces sont la corticothérapie et les immunosuppresseurs, parfois prescrits en association.

• La *corticothérapie* repose sur la prednisone, dont la dose efficace (1 mg/kg par jour) ne doit être atteinte que progressivement sur une dizaine de jours, en raison d'un risque d'aggravation initiale, justifiant parfois une hospitalisation.

• Le *traitement immunosuppresseur* fait appel à l'Imurel (dose de 2 à 3 mg/kg par jour). L'amélioration survient en général après plusieurs semaines ou mois de traitement, permettant une diminution progressive de la posologie, mais le sevrage demande souvent de longues années.

• Lorsque l'évolution de la myasthénie comporte des poussées aiguës avec des troubles de la déglutition ou une insuffisance respiratoire, le transfert dans un service de réanimation s'impose. Le traitement des poussées repose principalement sur les *échanges plasmatiques* dont le but est d'épurer le plasma des auto-anticorps, parallèlement à la mise en place d'une sonde gastrique et au recours à une assistance ventilatoire lorsqu'elles s'avèrent nécessaires.

▲ Conclusion

→ ***La prise en compte du handicap***

De nombreuses affections musculaires chroniques induisent un handicap important limitant l'autonomie, l'insertion sociale et professionnelle. Pour chaque patient, en fonction du retentissement de sa maladie musculaire, des mesures adaptées seront prises concernant l'appareillage (fauteuil roulant, fauteuil élévateur), l'aménagement du domicile (toilettes ou salle de bain) et du lieu de travail. La décision d'une mise en invalidité, son taux, l'assistance d'une tierce personne, l'orientation professionnelle tenant compte du handicap actuel et à venir, sont autant d'aspects essentiels à prendre en considération chez ces patients.

→ ***Les perspectives thérapeutiques***

D'importantes avancées se sont produites ces dernières années dans les recherches sur les maladies génétiques dont font partie un grand nombre d'affections musculaires. Si la mise au point du traitement demeure l'objectif primordial, les connaissances acquises permettent déjà de proposer un conseil génétique pour une proportion non négligeable d'entre elles. Le conseil prénatal est aujourd'hui possible dans les myopathies de Duchenne et de Becker ainsi que dans la dystrophie myotonique de Steinert, affections pour lesquelles le gène a été localisé. La caractérisation de l'anomalie génétique est en cours dans d'autres myopathies (dystrophie des ceintures, myopathie facio-scapulo-humérale), permettant d'envisager dans les prochaines années un conseil génétique.

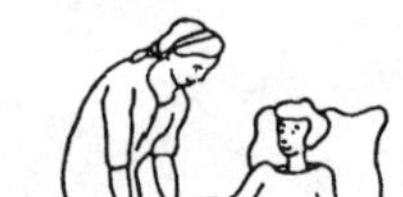

Prise en charge infirmière

La diminution progressive de la force musculaire chez le patient myopathe détermine la prise en charge infirmière à adapter en fonction des déficits présentés.

Le bilan diagnostique

L'infirmière participe tout d'abord au bilan diagnostique en préparant le patient pour la biopsie musculaire et l'électromyogramme.

La surveillance

Quotidiennement, l'infirmière teste la force musculaire du malade au niveau des membres supérieurs et inférieurs et apprécie leur degré d'atrophie.

Divers traitements médicamenteux sont mis en œuvre en fonction du degré d'atteinte fonctionnelle (corticothérapie, immunosuppresseurs, immunoglobulines, anticholinestérasiques, etc.). L'efficacité de ces traitements est appréciée régulièrement par l'infirmière. Mais ce sont des traitements lourds, ayant de nombreux effets secondaires qu'elle s'attachera à dépister le plus précocement possible (*cf.* maladie musculaire).

Les soins

- *Les difficultés de la marche et de la préhension* commandent une lutte quotidienne contre les rétractions tendineuses et les escarres, et nécessitent de veiller au maintien d'une bonne position orthopédique au lit et au fauteuil.
- *La lutte contre la constipation et l'encombrement pulmonaire* est également journalière.
- *L'alimentation* est souvent perturbée par des troubles de la mastication, de la déglutition et parfois, par de l'inappétence. Ces troubles conduisent à l'utilisation d'aliments mixés et d'eau gélifiée, parfois au fractionnement des repas, et peuvent être responsables d'une dénutrition.
- Il convient également de remédier aux incontinences urinaires fréquentes (*cf.* quadriplégie).

L'évolution de la maladie

À un stade plus avancé de la pathologie, le patient peut être sous assistance respiratoire, appareillé orthopédiquement et/ou trachéotomisé. Il peut aussi être porteur d'une sonde de gastrostomie ou d'un *pace maker*. L'infirmière assure alors les soins et la surveillance propres à tout patient hospitalisé dans un service de réanimation.

Conclusion

L'évolution de la maladie neuromusculaire étant assez imprévisible, les aggravations successives invalidantes entraînent chez le patient des épisodes d'anxiété très intense qui nécessitent une prise en charge psychologique de tous les instants par l'infirmière.

Prendre en charge un patient atteint de sclérose latérale amyotrophique (SLA)*

Actes professionnels

- Surveiller l'apparition ou l'évolution des signes neurologiques :
  - troubles de la communication ;
  - troubles de la déglutition ;
  - gêne respiratoire ;
  - fasciculations ;
  - troubles moteurs ;
  - hypersialorrhée.
- Surveiller les signes vitaux
- Rechercher l'existence de douleurs
- Effectuer les soins de nursing en collaboration avec le patient
- Assurer un soutien psychologique important au patient et à sa famille

Diagnostics infirmiers prévalants

- Douleur chronique
- Perte d'espoir
- Sentiment d'impuissance
- Incapacité (partielle ou totale) d'avaler
- Mode de respiration inefficace
- Perturbation des habitudes de sommeil
- Deuil par anticipation

10

Connaissances requises

- Définir
  – sclérose latérale amyotrophique ;
  – forme bulbaire et spinale et les signes cliniques correspondants
- Citer les examens complémentaires permettant de confirmer le diagnostic
- Citer les indications thérapeutiques spécifiques et non spécifiques
- Expliquer la surveillance et les soins à entreprendre auprès de ces patients

▲ Sclérose latérale amyotrophique

La sclérose latérale amyotrophique (SLA) se caractérise par une dégénérescence (ou mort cellulaire) systématisée des cellules nerveuses qui commandent les muscles volontaires ou motoneurones.

Définition

La SLA touche à la fois les motoneurones, dits périphériques, qui sont en relation directe avec les muscles et les motoneurones, dits centraux, situés dans le cortex moteur (frontal, ou circonvolution frontale ascendante). Cette double atteinte est caractéristique de l'affection. Les motoneurones périphériques sont situés dans la corne antérieure de la moelle épinière *(figure 25)* et le tronc cérébral, bulbe rachidien et protubérance. Les premiers commandent les muscles des membres, les seconds commandent les muscles de la langue, du pharynx et du larynx, phonation et déglutition *(figure 26)*. L'atteinte des motoneurones de la moelle épinière est à l'origine de la forme dite spinale de la maladie. L'atteinte des motoneurones du tronc cérébral est à l'origine de la forme dite bulbaire de la maladie.

Épidémiologie

Considérée comme rare, la SLA est en fait un peu plus fréquente que la sclérose en plaques, avec laquelle elle est trop souvent confondue. La SLA touche plus souvent l'homme que la femme (1,5/1) mais ce rapport est en fait inversé dans les formes bulbaires qui touchent préférentiellement les femmes (1,5/1). Elle survient entre 45 et 75 ans, les formes dites juvéniles n'étant pas rares. L'âge moyen de survenue est de 61 ans, la maladie survenant plus tôt chez l'homme (58 ans) que chez la femme (63 ans).

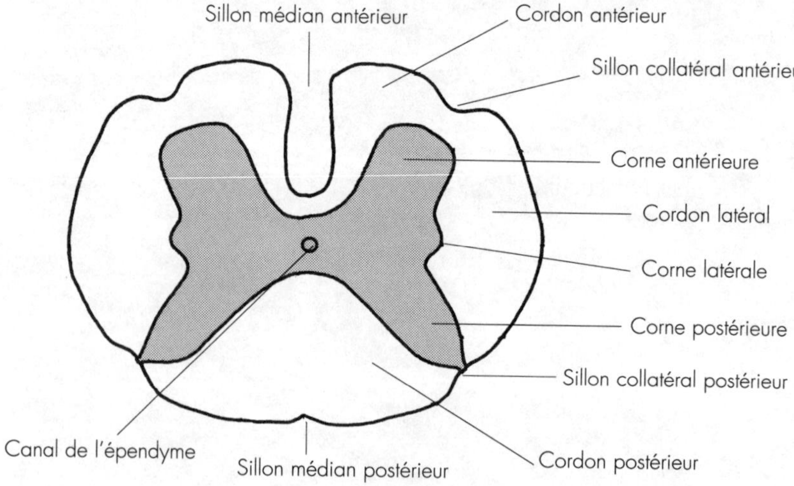

Figure 25 : Coupe de la moelle

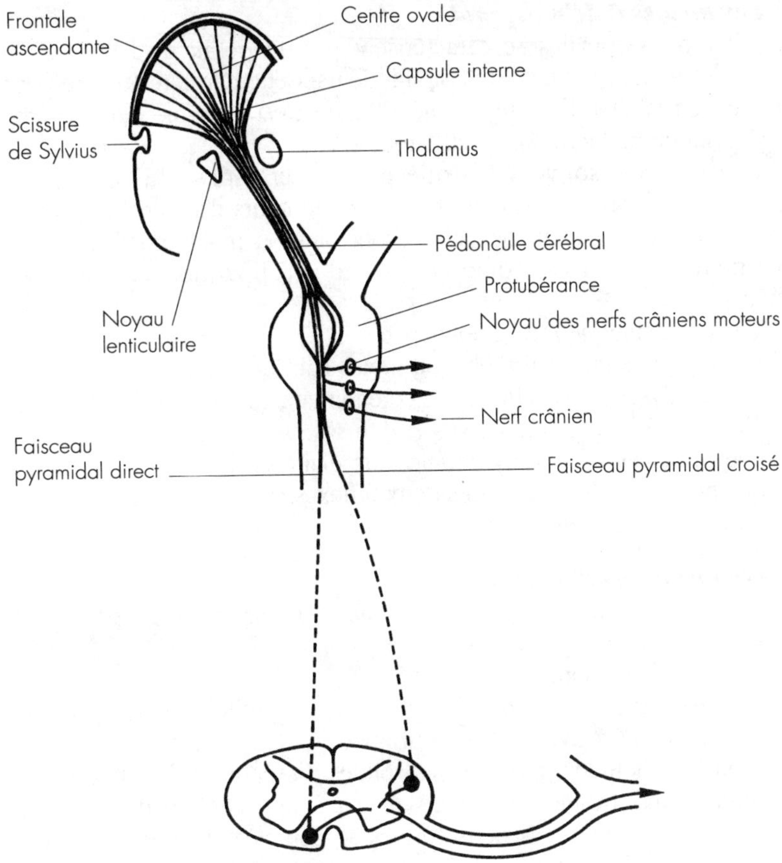

Figure 26 : Schéma général des voies motrices

▲ Clinique : les formes spinales et bulbaires

Cliniquement, la maladie associe des signes centraux d'atteinte de la voie pyramidale et des signes moteurs périphériques. Les signes périphériques les plus nets sont les fasciculations qui sont des contractions brèves et anarchiques des fibres musculaires, des paralysies avec atrophie musculaire et une diminution ou une abolition des réflexes ostéotendineux.

Les signes centraux les plus nets sont :

- une spasticité liée à une exagération du tonus musculaire ;
- une exagération des réflexes ostéotendineux ;
- une inversion du réflexe cutané plantaire (signe de Babinski).

Il n'y pas d'autres signes neurologiques. L'examen montre en effet qu'il n'y a pas de troubles sensitifs, superficiels ou profonds, pas de signes cérébelleux, pas de signes vestibulaires, pas d'atteinte des nerfs oculomoteurs, pas de troubles sphinctériens, pas de signes témoignant d'une atteinte du système nerveux autonome, pas de signes extrapyramidaux ni de troubles intellectuels.

→ ***Les formes à début spinal***

Les formes spinales se caractérisent par un début de l'atteinte au niveau des membres supérieurs ou inférieurs. Cette dernière atteinte peut entraîner un tableau d'allure polynévritique : c'est la forme dite pseudo-polynévritique de Pierre Marie et Patrikios.

Le début est souvent marqué par des crampes plus ou moins violentes, survenant lors des efforts, surtout au cours des étirements musculaires nocturnes. Les fasciculations sont plus ou moins nombreuses et elles peuvent, mais pas toujours, précéder l'apparition des troubles moteurs.

L'examen clinique met en évidence :

– une atrophie musculaire plus ou moins marquée ;
– des paralysies, des réflexes ostéotendineux qui sont soit abolis ou diminués, soit au contraire vifs et diffusés ;
– une association d'une hypotonie musculaire et d'une spasticité, ainsi qu'une inversion d'un ou des deux réflexes cutanés plantaires, ce qui est un cas très fréquent.

→ ***Les formes à début bulbaire***

Leur début survient à un âge plus tardif, et leur évolution est le plus souvent plus rapide.

Les symptômes sont :

– soit une difficulté à parler évoquant une dysarthrie paralytique, soit une difficulté à avaler. Les troubles de déglutition concernent, au début, les liquides plus que les solides. Ils peuvent être liés à une atteinte des muscles pharyngés et/ou à une atteinte du voile du palais. En général, ces deux formes se complètent progressivement avec une double atteinte de la phonation et de la déglutition. À ces symptômes, s'ajoute très rapidement une augmentation de la salivation liée à un trouble de la déglutition automatique de la salive.

L'examen clinique met en évidence :

– une atteinte des muscles linguo-pharyngo-laryngés ;
– une atteinte des muscles masticateurs ;
– une exagération des réflexes mésencéphaliques, surtout du réflexe massétérin.

Enfin, il y a très souvent une exagération des réponses émotionnelles avec parfois un rire et un pleurer spasmodiques ou le plus souvent une simple labilité émotionnelle.

→ ***Les formes complètes ou évoluées de la maladie***

Dans tous les cas, quels que soient le territoire et la forme de début, la maladie se complète plus ou moins rapidement dans les trois territoires, membre supérieur, membre inférieur, bulbaire, cette diffusion étant totalement aléatoire dans sa topographie et son rythme. Cependant, si certaines formes qui atteignent les membres peuvent rester très longtemps, voire toujours, indemnes d'atteinte bulbaire, en revanche, les formes à début bulbaire se complètent toujours d'une atteinte d'au moins un membre.

Différents signes et symptômes viennent compléter le tableau de la maladie :
- la constipation, signe le plus fréquent et le plus précoce ;
- un amaigrissement, pas toujours constant, lié soit à des troubles d'apport chez les patients qui ont du mal à avaler, soit à des phénomènes de cachexie dont l'origine est loin d'être claire. Dans les atteintes bulbaires avec des troubles de déglutition, l'amaigrissement est dû à une restriction d'apport par le patient, souvent aggravée par l'angoisse d'un étouffement par inhalation d'un aliment dans les voies aériennes.

Les douleurs ne sont pas rares dans la SLA. Ce sont surtout des douleurs articulaires, notamment des épaules, déclenchées ou exagérées par les manipulations lors des déplacements, particulièrement lors du lever du malade.

Les œdèmes et les troubles vasomoteurs sont pratiquement constants. Il faut insister sur l'importance des massages réguliers, sur le rôle de la mise en position « pieds et mains surélevés » pendant la nuit, enfin sur le fait qu'il faut obtenir une verticalisation régulière, soit par une aide physique, soit surtout par une aide mécanique. Il faut alors conseiller soit une table de verticalisation (type table « Vertistatique »), soit un fauteuil verticalisateur (type « Vivre debout »).

Les troubles du sommeil sont très fréquents, surtout au fur et à mesure de la progression de la maladie. Ils sont liés à différentes causes qu'il faut rechercher et éventuellement traiter. Le plus souvent, le patient, incapable de se retourner dans le lit, se réveille à intervalles réguliers. La solution la meilleure est bien sûr de pouvoir l'aider à se tourner. Cependant, cette solution n'est pas toujours possible. Il est alors licite, et sans inconvénients majeurs, de l'aider à dormir par des sédatifs plus ou moins puissants.

Les douleurs de décubitus sont une autre cause de troubles du sommeil. Elles justifient comme les autres douleurs des traitements antalgiques, en utilisant ou non des anti-inflammatoires.

Enfin, une autre cause de troubles du sommeil est les angoisses nocturnes.

La crainte de la survenue d'escarres se pose peu. En effet, pour des raisons liées probablement aux mécanismes de la maladie, la peau des patients ayant une SLA est modifiée, avec une augmentation de la couche de collagène. Cette particularité explique l'extrême rareté des escarres des patients ayant une SLA, même chez les patients grabataires. Cela ne justifie cependant pas qu'ils ne bénéficient pas de soins cutanés, ne serait-ce que pour le confort physique que ces soins entraînent.

La survenue de troubles respiratoires est habituelle au cours de la maladie. Le moment de la survenue et leur importance varient considérablement d'un patient à l'autre. Le trouble essentiel est un syndrome restrictif, avec une diminution de la capacité vitale et du débit inspiratoire et expiratoire. Il est très rare d'avoir une dyspnée, même chez des patients ayant une capacité vitale très effondrée.

▲ Les modalités évolutives

La SLA est une affection handicapante, d'aggravation progressive. L'évolution moyenne de la maladie est de 36 mois environ. Il est cependant admis que 20 % des patients vivent en moyenne 5 ans, 10 % vivent en moyenne 10 ans. Il est *a priori* impossible de prédire la durée de l'évolution de la maladie, variable selon chaque cas. Nous ne disposons, en effet, d'aucun critère évolutif définitif. Les seuls éléments qui paraissent influer sur l'évolution sont l'âge, au-dessus de 70 ans, et le mode de début bulbaire de la maladie. Toutefois, même dans ces deux cas il est possible de rencontrer des patients ayant une atteinte peu évolutive. Dans plus de 80 % des cas, la mort est entraînée par un trouble respiratoire aggravé par une surinfection bronchique. Il faut être très vigilant sur ces surinfections bronchiques qui peuvent passer inaperçues. Elles sont aggravées par les troubles de déglutition et par les difficultés à tousser et à cracher. Nous connaissons encore mal les autres causes de mort chez les patients atteints de SLA. Il est possible que des désordres cardiaques existent, mais ceux-ci restent encore très mal documentés.

▲ Les examens complémentaires

Nous n'avons pas encore d'examens complémentaires qui permettent d'affirmer le diagnostic de SLA. Pour poser ce diagnostic, un certain nombre d'examens peuvent se révéler utiles.

→ *L'électromyogramme*

Le plus important est l'électromyogramme avec une étude complète des vitesses de conduction motrice et sensitive. Les grands principes de l'atteinte motoneuronale dans la SLA sont :

- une dénervation dans au moins trois territoires ;
- une dénervation non systématisée à une racine ou à un nerf ;
- des vitesses de conduction sensitives normales.

→ *Les examens biologiques*

La nécessité d'examens biologiques dépend surtout des difficultés diagnostiques. Devant une atteinte « de type SLA », il convient cependant d'éliminer systématiquement certaines anomalies qui peuvent entraîner une atteinte motoneuronale et simuler une SLA.

Le bilan de base comprendra une immunoélectrophorèse des protides pour éliminer une gammapathie monoclonale, un bilan inflammatoire, la recherche de modifications métaboliques : diabète, hyperparathyroïdie (surtout chez les patients présentant de nombreuses fasciculations).

→ *Les examens radiologiques*

La nécessité d'explorations radiologiques se discute en fonction des difficultés diagnostiques. Les examens radiologiques ne sont justifiés que dans les formes débutantes et/ou atypiques. Chez les patients n'ayant qu'une atteinte périphérique des membres supérieurs et une atteinte pyramidale des membres inférieurs, l'examen de choix reste l'imagerie par résonance magnétique (IRM) du rachis cervical à la recherche d'une myélopathie cervicarthrosique ou d'une tumeur médullaire. Les atteintes prédominantes ou exclusives des membres inférieurs feront rechercher une atteinte du canal lombaire. Enfin, les atteintes bulbaires exclusives conduiront à une IRM encéphalique centrée sur la fosse postérieure.

→ ***La biopsie neuromusculaire***

La pratique de biopsies neuromusculaires doit rester l'exception dans le cadre des SLA. Chez les patients ayant une SLA, la biopsie, si elle est effectuée, ne montre que des signes témoignant d'une dénervation sans atteinte du nerf sensitif.

▲ La conduite pratique

Il est classique de considérer qu'il n'y a « rien à faire » pour un patient atteint de SLA et qu'il faut attendre l'évolution qui se fait inéluctablement vers la mort dans un tableau asphyxique aigu.

La question de la prise en charge d'un patient atteint de SLA se pose à plusieurs niveaux.

- *Les différents intervenants de santé*, plus ou moins impliqués ou sollicités, notamment le kinésithérapeute, plus souvent sollicité que l'orthophoniste, l'infirmière ou l'aide-soignante assistant le patient pour des soins corporels. Tous sont heurtés par l'aggravation progressive et le sentiment de ne "servir à rien", ce qui conduit en général à une démission plus ou moins précoce, volontiers précipitée par le malade lui-même qui a le sentiment que tout cela ne sert à rien.
- *La famille*, désarçonnée par une maladie évolutive qui entraîne des handicaps très lourds s'aggravant progressivement. Souvent « mis dans le secret », le conjoint et le reste de la famille tentent de cacher le pire, en croyant connaître une évolution qu'en fait ni eux, ni le médecin ne connaissent vraiment.
- *Le malade*, enfin, que tous les intervenants s'acharnent le plus souvent à tenir à l'écart pour des raisons en principe humanitaires, le plus souvent se rend compte rapidement que quelque chose ne va pas dans le discours médical de dénégation ou d'évitement. Cela le conduit à un sentiment de méfiance et souvent à un recours à des médecine dites parallèles dans l'espoir (souvent justifié) de plus de compréhension.

▲ Les principes essentiels de la prise en charge

- Le patient est le centre de la prise en charge et ne doit en aucun cas être coupé de sa famille.
- Les intervenants ne doivent jamais avoir le sentiment d'être seuls.

• La base de la prise en charge est le dialogue progressif et la confiance.

• Enfin, il existe des principes de prise en charge qui reposent sur le traitement des symptômes et la prévention des dysfonctions motrices.

Quant à la question de la « vérité » au malade, elle pose elle-même la question de ce que nous croyons être la vérité. En effet, nous ne savons ni quand, ni comment le malade va mourir. Or, la question n'est pas l'avenir mais le présent et la prise en compte des difficultés actuelles et du quotidien. Le plus souvent d'ailleurs, le malade ne sait pas ce qu'est une SLA (qu'il confond généralement avec une SEP). En revanche, la quasi totalité des patients sont soulagés d'apprendre leur diagnostic et de pouvoir enfin faire face à leur maladie, sans avoir le sentiment d'être leurrés et tenus à l'écart. En outre, l'absence de secret replace les intervenants et la famille à leur place réelle. Mais pour tous les intervenants, l'important est de ne pas s'identifier au patient. Il faut éviter toute prise de position de type « si j'étais à sa place, je... » qui ne peut conduire qu'à des décisions ou des attitudes préjudiciables au patient. La prise en charge d'un patient atteint de SLA doit être progressive et coordonnée, chacun ayant un rôle à jouer, mais en accord avec les autres.

→ ***Les grandes lignes de la prise en charge***

Un des points importants est l'annonce du caractère définitif du handicap. Cette annonce définit l'attitude du patient et la prise de conscience de cette réalité. Il faut qu'il accepte le fait qu'il ne pourra pas maintenir à tout prix une activité quotidienne parfois épuisante mais qu'il maintienne une rééducation qui vise à entretenir les fonctions restantes. En effet, une activité physique importante peut avoir un effet aggravant, mais l'absence d'activité conduit également à des phénomènes d'ankylose articulaire qui sont tout aussi dommageables. Il faut donc entretenir l'activité physique.

Pour pallier le handicap, nous disposons maintenant d'un arsenal d'appareillages qui permettent de soulager la vie quotidienne. Cependant, il semble essentiel d'éviter de forcer le malade à accepter à tout prix une aide au handicap qui le rebute. La difficulté de la prise en charge est de savoir accepter la décision du malade quelle qu'elle soit, et quelles qu'en soient les conséquences.

• *Les handicaps moteurs*

Pour les handicaps moteurs, nous disposons d'orthèses en fonction de l'atteinte : orthèse de poignet, orthèse de type releveur de pied, collier cervical mousse, ceinture de soutien lombaire. Pour les troubles de la marche, il est préférable de préconiser le déambulateur, plutôt que la canne anglaise qui est traumatisante et encombrante. Il faut aussi savoir discuter assez tôt du fauteuil roulant. Chez les patients qui ne peuvent se retourner dans le lit, il faudra préconiser un lit mobilisable électriquement.

- *Les handicaps de parole*

Chez les patients qui éprouvent des difficultés ou une impossibilité à la parole, on discutera de la possibilité d'appareils de synthèse de parole. Nous disposons d'appareils simples, de petit format, permettant des messages vocaux dans des conditions simples et d'appareils plus complexes, avec plus ou moins de mémoire, capables de messages vocaux et écrits. Le choix dépend de plusieurs critères et devra se faire après un essai.

- *Les handicaps alimentaires*

Les difficultés alimentaires sont souvent vécues de façon très angoissante. Il faut donc d'abord rassurer le malade et son entourage et expliquer comment faire lors d'un trouble de déglutition. Lorsque les difficultés alimentaires s'aggravent et que la perte de poids s'accentue, nous proposons la mise en place d'une sonde de gastrostomie. Là encore, comme pour tous les autres handicaps, il faut impérativement exposer les avantages et les inconvénients de ces appareillages, sans prise de position excessive, sans forcer à tout prix le malade. Il faut aussi bien lui expliquer les modalités de ces sondes, de leur mise en place et de leur fonctionnement. En principe, nous utilisons presque indifféremment les sondes de gastrostomie par voie percutanée ou par chirurgie sous anesthésie locale. Elles ont chacune leurs avantages et leurs inconvénients. Nous préférons la sonde percutanée lorsque ce geste est techniquement possible, le malade pouvant ouvrir facilement la bouche, et la voie chirurgicale sous anesthésie locale, quand la spasticité des muscles masticateurs est trop importante. Quelle que soit la méthode utilisée, il faut bien expliquer au patient que cette sonde est destinée à compléter la ration alimentaire qui, dans la SLA, est importante. Il faut aussi expliquer au patient que ce geste n'empêche pas l'alimentation orale et qu'il requiert des soins très simples. Enfin, il faut insister sur l'importance de l'éducation du patient et de la famille en ce qui concerne la réalimentation, en désangoissant l'entourage quant à l'impression de « gavage » que peut donner cette forme d'alimentation. Il faut alerter les services sociaux pour que soit prise en charge, par la Sécurité sociale, l'alimentation spécifique de ces patients.

- *Les handicaps respiratoires*

Le dernier handicap, et le plus lourd, est le syndrome restrictif avec le risque de décompensation respiratoire. Nous disposons de possibilités d'assistance ventilatoire à domicile qui sont de plus en plus efficaces. Cependant, la décision de ce geste ne peut revenir qu'au seul malade. En effet, contrairement à l'opinion commune, la mise en place d'une assistance ventilatoire à domicile, si les conditions de suivi sont bonnes, donne au patient la même espérance de vie qu'à un sujet du même âge. Il est essentiel d'informer le patient atteint de SLA que la mise en place d'une assistance ventilatoire est un geste définitif avec une ventilation nuit et jour à durée prolongée (environ 15 mois). Les conditions et la qualité de vie sont si particulières que seuls le malade et son entourage sont à même de décider de l'opportunité de ce geste. Le principe de l'assistance respiratoire doit donc être discuté avec le patient, le corollaire de cette discussion étant d'accepter le refus du patient et donc d'accepter, lors de difficultés respiratoires majeures, la mise en place de soins palliatifs. Il est très important, de toute façon, d'éviter des intubations de dernière minute, dans l'angoisse et l'affolement, qui conduisent toujours à des catastrophes gravissimes. Comme pour toutes les étapes de la prise en charge, il est essentiel que ces différentes décisions soient coordonnées et discutées entre les soignants afin d'éviter de donner au patient et à sa famille l'impression que les médecins sont un peu perdus quant à cette maladie.

→ ***Les grandes orientations thérapeutiques***

Si la SLA ne se guérit pas, si nous ne connaissons pas encore de traitements étiologiques définitivement efficaces, en revanche, il est essentiel de ne pas perdre de vue que les patients souffrant de cette maladie ont des symptômes qui doivent être traités.

- *La constipation* qui justifie des régulateurs du transit associés à du son et du sorbitol. En cas de constipation plus importante, il faudra recourir à des lavements évacuateurs réguliers.

- *Les crampes,* en général contrôlées par les dérivés de la quinine.

- *Les douleurs,* souvent articulaires. En fonction de leur importance, on utilisera d'abord des antalgiques type aspirine ou paracétamol, des anti-inflammatoires non stéroïdiens, des associations paracétamol-dextropropoxyphène et enfin, si nécessaire, de la morphine à libération prolongée.

- *Les troubles du sommeil* fréquents. Il ne faut pas hésiter à utiliser des benzodiazépines même chez des patients ayant un syndrome restrictif, à condition de respecter les doses à utiliser.

- *Le syndrome dépressif et anxieux,* fréquent et qui doit être pris en charge par des anxiolytiques et des antidépresseurs qui peuvent être avantageusement remplacés par les tricycliques qui ont la propriété de réduire l'hypersalivation.

- *L'hypersalivation* qui peut être très gênante. Elle est parfois corrigée par des moyens locaux comme le collyre atropinique à 1 % par voie sublinguale ou les patchs cutanés de scopolamine. En cas d'échec ou d'intolérance, il faut recourir systématiquement aux tricycliques s'il n'y a pas de contre-indications.

- *La labilité émotionnelle*, qui peut être marquée et gênante. Elle est contrôlée par l'Amitryptilline à raison de 20 à 30 gouttes par jour.

- *Les mycoses* très fréquentes, surtout unguéales, vaginales et digestives. Il faut les surveiller et les traiter par des soins locaux au moindre doute.

- *Les « brûlures »* conjonctivales fréquemment rencontrées chez les patients et qui justifient de soins locaux avec du Dacryosérum®.

Certains gestes et certains médicaments sont à éviter :

- les injections intramusculaires, à limiter au strict nécessaire. Il faut donc éviter les vitaminothérapies par voie intramusculaire qui peuvent être traumatisantes et aggravantes ;
- les injections intra-articulaires (à proscrire) ;
- certains médicaments peuvent influer sur le rythme évolutif de la maladie en l'aggravant : les anticholinestérasiques, les corticoïdes à fortes doses, les acides aminés excitateurs (arginine, glutamate, glycocolle).

Or, un grand nombre de ces médicaments est utilisé pour lutter contre la fatigue, l'asthénie étant un des symptômes les plus gênants et les plus difficiles à accepter par le malade. Il faut donc insister sur la nécessité du repos régulier, et sur l'importance d'éviter des traitements qui peuvent donner un « coup de fouet », mais aggraver secondairement le rythme évolutif.

→ ***Les surinfections bronchiques et la « phase terminale »***

Les surinfections bronchiques, souvent à bas bruit, sont très fréquentes. Au moindre doute, chez les patients qui ont un syndrome restrictif et/ou des troubles de déglutition, il faut utiliser des antibiotiques à large spectre, agissant sur les germes Gram+ et Gram-. Si ces troubles s'accentuent et que s'installe une dyspnée chez un patient qui est déterminé à ne pas avoir de ventilation assistée, on met en place des soins palliatifs visant à corriger la dyspnée et l'angoisse. Les deux médicaments de base de cette prise en charge sont la morphine et les benzodiazépines en intraveineux. Trop souvent, les médecins éprouvent des réticences à utiliser des morphiniques pour éviter une dépression respiratoire. Il a été largement prouvé que la morphine utilisée à bonnes doses est un régulateur très efficace des désordres respiratoires et qu'elle soulage la dyspnée et l'angoisse sans précipiter la fonction ventilatoire.

→ ***Le rôle des rééducateurs***

Leur rôle est d'entretenir les fonctions musculaires restantes, mais sans fatigue ni douleur. Il faut bien expliquer au patient les modalités de cette rééducation en insistant sur le fait que celle-ci n'est pas faite pour récupérer à tout prix mais pour conserver et utiliser au mieux les fonctions préservées.

▲ Conclusion

Afin de mieux préciser les modalités de ces différentes rééducations, il a été édité avec l'ARS (Association pour la recherche sur la sclérose latérale amyotrophique, 24, rue Lacharrière, 75011 Paris), des documents qui expliquent en détail ce que le patient et ce que le rééducateur doivent faire et éviter de faire. Cette rééducation se heurte souvent à la déception du malade de ne pas voir de progrès, et des soignants qui voient leurs efforts vains du fait de l'aggravation de la maladie. Il est donc important que les médecins prennent en charge aussi ces soignants en dialoguant régulièrement avec eux, si cela se révèle nécessaire.

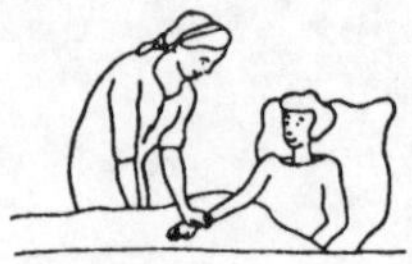

Prise en charge infirmière

Pour les patients atteints de sclérose latérale amyotrophique (SLA), maladie grave au pronostic sévère, les soins infirmiers sont primordiaux. Ils consistent à aider le patient à vivre au quotidien le plus confortablement possible. « ...Ils relèvent en très grande partie du rôle propre de l'infirmière, et sont liés aux fonctions d'entretien et de continuité de la vie en visant à compenser partiellement ou totalement un manque ou une diminution d'autonomie de la personne soignée... » (art. 2 du décret du 15 mars 1993 relatif aux actes professionnels).

Les soins infirmiers

La sclérose latérale amyotrophique est le type même de la maladie où la mise en œuvre du rôle propre infirmier peut améliorer considérablement la vie quotidienne des patients. Les soins infirmiers visent à protéger les fonctions vitales du patient et l'aident à conserver une autonomie relative.

L'alimentation

En effet, dans la SLA, on observe des troubles de la déglutition. Il faut donc impérativement asseoir le patient lors des repas, la tête légèrement penchée en avant. Le maintien de la tête dans cette position peut être assuré, si nécessaire, par une minerve souple. On demande au malade de se concentrer fortement lorsqu'il avale, de manger lentement, de fractionner ses repas en maintenant ses aliments au chaud (les repas durent souvent plus d'une heure). Les liquides, les aliments épicés, durs et filandreux sont interdits et remplacés par une alimentation semi-liquide si les difficultés à avaler deviennent importantes.

L'infirmière demande au malade de rester assis 15 à 30 minutes après les repas afin de pallier d'éventuels vomissements ou régurgitations.

Il faut se souvenir et expliquer au patient et à sa famille que la mort brutale par inhalation alimentaire ne survient jamais.

Il faut également expliquer comment porter secours au patient qui présente un trouble de la déglutition : se placer derrière le patient, appuyer sur l'estomac en penchant le malade en avant et en venant doucement prendre avec le doigt l'aliment responsable dans le fond de la cavité buccale.

Lorsque les difficultés alimentaires s'aggravent et que la perte de poids est importante une gastrostomie percutanée peut être proposée au malade.

L'élimination urinaire et intestinale

Ces patients présentent des troubles neurovégétatifs responsables de constipation et de rétention urinaire transitoires que l'infirmière doit impérativement prévenir en introduisant du son dans l'alimentation, en utilisant des laxatifs doux, type huile de paraffine ou suppositoires de glycérine et, en ce qui concerne la rétention urinaire, en effectuant des sondages vésicaux.

L'hygiène corporelle

Elle est très importante chez ces patients et, s'il est essentiel de préserver leurs zones d'autonomie fonctionnelle le plus longtemps possible, il faut cependant tenir compte de leur grande fatigabilité, de leurs douleurs articulaires, de leurs troubles moteurs et de la sensibilité (hypotonie, spasticité, atrophie musculaire) afin d'adapter les soins et l'aide à l'état du patient.

Les autres soins

En plus de la toilette et des massages, l'infirmière doit effectuer des soins des yeux répétés pour assurer une bonne hydratation conjonctivale. En effet, ces patients éprouvent parfois des difficultés à fermer les paupières.

Ils présentent également des hypersialorrhées et des émissions de mucosités handicapantes qu'il convient d'aspirer très régulièrement. Afin d'améliorer leur confort, des soins de bouche sont effectués fréquemment ; des protections adaptées sont conseillées. Certains aliments riches en produits acides ou lactés augmentant l'hypersialorrhée seront exclus de leur alimentation.

Des troubles respiratoires à type de spasmes glottiques peuvent être observés, il est donc important d'apprendre au patient à contrôler son rythme respiratoire et à se décontracter.

En cas d'atteinte diaphragmatique, il est nécessaire d'aider le patient à expectorer régulièrement, la position assise ou semi-assise restant essentielle.

De plus, ces patients, au fur et à mesure de la progression de la maladie, deviennent de plus en plus algiques. L'infirmière doit alors, pour éviter d'augmenter leur douleur :

- les mobiliser avec douceur ;
- éviter de les soulever par les aisselles, de les tirer par les bras ;
- pratiquer des massages réguliers ;
- surélever les mains et les pieds pendant la nuit ;
- effectuer des changements de positions fréquents, dans la mesure du possible, la nuit notamment. Le malade ne pouvant plus se retourner

seul, les douleurs de décubitus provoquent des troubles du sommeil qu'il ne faut pas craindre de combattre en administrant des antalgiques.

Enfin, les troubles de la communication sont constants chez ces malades. Ils éprouvent des difficultés à s'exprimer et à articuler, donc à se faire comprendre. C'est pourquoi il est nécessaire de formuler des questions courtes qui amènent en retour des réponses brèves, de bien se placer en face d'eux, de prendre son temps et de s'aider de supports du type ardoise, papier ou micro-ordinateur.

Il existe des appareils de synthèse de la parole.

Conclusion

La sclérose latérale amyotrophique dont l'évolution se fait inéluctablement vers la mort est une maladie extrêmement invalidante qui nécessite de la part de l'infirmière une prise en charge physique et psychologique de tous les instants.

Surveiller un patient présentant des migraines chroniques et/ou des algies vasculaires de la face*

Actes professionnels

- Caractériser le type de douleur, son intensité et les signes accompagnateurs
- Éviter les situations qui peuvent déclencher le stimuli douloureux
- Instaurer le traitement selon le protocole et évaluer son efficacité
- Proposer au patient des techniques de relaxation
- Dédramatiser la situation en informant le patient et être à son écoute

Diagnostics infirmiers prévalants

- Douleur chronique
- Sentiment d'impuissance
- Anxiété

11

Connaissances requises

- Définir : migraine, céphalée, névralgie du trijumeau et donner leurs caractéristiques
- Citer les principales étiologies et les facteurs déclenchants
- Énumérer et justifier les différents traitements et les complications éventuelles
- Citer les règles d'hygiène de vie

▲ Migraine chronique et algies vasculaires de la face

Souvent considérée comme un mal de tête périodique pour lequel il n'existe pas de traitement, survenant chez une femme, la migraine demeure à l'heure actuelle l'une des plus méconnues, des plus incomprises et des plus mal soignées de toutes les affections courantes. Ceci ne devrait plus être le cas à une époque où des progrès remarquables ont été effectués dans la connaissance et le traitement de cette étrange affection.

Épidémiologie de la migraine en France

La prévalence de la migraine est en France de 12 % (critères stricts de l'*International Headache Society,* IHS).

Il existe une prépondérance féminine bien connue, la prévalence étant de 29 % chez les femmes, de 14 % chez les hommes et de 9 % chez les enfants.

Il s'agit d'une affection de l'adulte jeune puisque la prévalence est maximale vers 38 ans et que l'âge moyen de début est de 21 ans.

Sa répartition géographique est homogène en France, alors qu'il existe une variabilité selon les catégories socioprofessionnelles avec une prévalence maximale dans les professions intermédiaires. La fréquence des crises de migraine est extraordinairement variable d'un sujet à l'autre, mais la moitié des migraineux souffre quand même d'une à deux crises par mois.

Bien que 44 % des migraineux n'aient jamais consulté de médecins pour leurs crises, la migraine a un coût socio-économique élevé. En effet, parmi les migraineux qui consultent, dans les six derniers mois, 20 % ont eu un arrêt de travail d'en moyenne 3 jours, 3 % ont été hospitalisés, 45 % ont passé au moins un examen complémentaire, 80 % ont pris un traitement de crise et 50 % un traitement de fond.

La migraine est donc bien une affection fréquente de l'adulte jeune, notamment de la femme jeune et représentant un coût socio-économique important.

▲ Le diagnostic

Le diagnostic de la migraine demeure purement clinique : il est fondé avant tout sur la description donnée par le patient de l'ensemble de ses symptômes et de leur évolution au fil des minutes et des heures. Migraine n'est pas synonyme de mal de tête et même si la notion de crise est cruciale pour le diagnostic de la migraine, tout mal de tête évoluant par crise n'est pas forcément une migraine. Il est aujourd'hui possible de classer n'importe quel mal de tête dans l'une ou l'autre des treize rubriques retenues par l'IHS et de préciser pour la migraine de quelle variété il s'agit.

→ *La migraine*

Pour la migraine, l'IHS reconnaît sept variétés *(tableau 4)*. La migraine sans aura neurologique ou migraine commune est de loin la plus fréquente. Elle est caractérisée par des crises qui durent de quelques heures à deux-trois jours pendant lesquelles survient une céphalée sévère, souvent unilatérale, pulsative, associée à des nausées, des vomissements, une phono et une photophobie *(tableau 5)*. La migraine avec *aura* neurologique ou migraine accompagnée, plus rare que la précédente, s'en distingue par la présence constante de signes ou *auras* neurologiques *(tableau 6)* dont la particularité est de disparaître complètement dans l'heure qui suit le début de leur installation (au maximum 2 h). Les explorations neurologiques comme l'éléctroencéphalogramme, le scanner ou la résonance magnétique nucléaire cérébrale, la ponction lombaire, faites entre les crises ne permettent pas de montrer de séquelles ou anomalies spécifiques.

Les autres variétés sont nettement moins fréquentes et restent du domaine du spécialiste.

1 - Migraine sans aura neurologique
2 - Migraine avec aura neurologique
3 - Migraine ophtalmoplégique
4 - Migraine rétinienne
5 - Syndromes périodiques de l'enfant, précurseurs possibles de la migraine
6 - Complications de la migraine
7 - Syndromes migraineux ne répondant pas à l'ensemble des critères diagnostiques indiqués dans la classification

Tableau 4 : Variétés de migraine selon l'International Headache Society

→ *La céphalée de tension*

L'IHS a individualisé, dans sa classification, cette variété de céphalée qui s'apparente à ce que l'on appelle communément « mal de tête banal ». Il s'agit d'une céphalée souvent bilatérale et diffuse, rarement sévère mais lancinante, généralement isolée (sans troubles digestifs) et non aggravée par l'effort physique, qui survient par crises d'une à deux heures mais pratiquement tous les jours pendant une période donnée ou parfois sans rémission *(tableau 7)*. Certains auteurs pensent que la céphalée de tension est une forme mineure de la migraine, mais ceci reste très discuté.

→ *Les autres céphalées primaires*

Il existe deux autres variétés, fréquemment rencontrées, de céphalées primaires évoluant par crise : les algies vasculaires de la face, et la névralgie du trijumeau. Les caractères distinctifs d'avec la migraine sont résumés dans le *tableau 8*.

A. Au moins cinq crises répondant aux critères B - D

B. Crises de céphalées durant de 4 à 72 heures (sans traitement)

C. Céphalées ayant au moins deux des caractéristiques suivantes :
- unilatérale
- pulsative
- modérée ou sévère
- aggravée par les activités physiques de routine, telles que montée ou descente des escaliers

D. Durant les céphalées, au moins l'un des caractères suivants :
- nausées et/ou vomissements
- photophobie et phonophobie

E. Au moins l'un des caractères suivants :
- L'histoire, l'examen physique et neurologique ne suggèrent pas une céphalée associée à des affections telles que : 1. traumatisme crânien, 2. perturbations vasculaires, 3. perturbations intracrâniennes non vasculaires, 4. intoxications aiguës ou chroniques ou sevrages, 5. infection non céphalique, 6. perturbation métabolique, 7. perturbations du crâne, du cou, des yeux, des oreilles, du nez, des dents, de la bouche ou d'autres structures faciales ou crâniennes, 8. névralgies crâniennes, douleurs mononévritiques et douleurs de désafférentation.
- Ces affections ont été écartées par des investigations complémentaires.
- Elles existent mais les crises migraineuses ne sont pas survenues pour la première fois en relation temporelle étroite avec ces affections

Tableau 5 : Critères diagnostiques pour la migraine sans aura (IHS, 1988)

A. Au moins deux crises répondant aux critères B

B. Au moins trois des quatre caractéristiques suivantes :
- Un ou plusieurs symptômes de l'aura, totalement réversibles et indiquant une perturbation corticale focale ou une perturbation du tronc cérébral
- Le symptôme de l'aura se développe progressivement sur plus de 4 minutes et en cas de deux ou plusieurs symptômes , ils surviennent successivement
- La durée de chacun des symptômes de l'aura n'excède pas 60 min. S'il y a plusieurs symptômes, la durée acceptée est augmentée en conséquence
- La céphalée fait suite à l'aura après un intervalle libre de moins de 60 min mais peut parfois commencer avant l'aura ou lui être contemporaine

C. Au moins un des caractères suivants :
- L'histoire, l'examen physique et neurologique ne suggèrent pas un désordre organique
- L'histoire, l'examen physique et neurologique suggèrent un désordre organique mais celui-ci est écarté par la neuro-imagerie ou tout autre procédé de laboratoire
- Un désordre organique existe mais les crises migraineuses ne sont pas apparues pour la première fois en liaison temporelle étroite avec celle-ci

Tableau 6 : Critères diagnostiques pour la migraine avec aura (IHS, 1988) (migraine classique ou ophtalmique ou accompagnée)

Céphalées de tension

A. Au moins dix épisodes de céphalées remplissant les critères B, C,et D

B. Chaque épisode de céphalées dure de 30 min à 7 jours

C. La douleur comporte au moins deux des caractéristiques suivantes :
- A type de pression ou de serrement (non pulsative)
- Légère ou modérée (peut gêner les activités mais non les empêcher)
- Localisation bilatérale
- Pas d'aggravation lors des activités physiques de routine

D. Durant les céphalées, les deux caractères suivants :
- Pas de nausée ni de vomissement (l'anorexie peut être présente)
- La photophobie et la phonophobie sont absentes, ou seule l'une d'elles est présente

E. Au moins un des caractères suivants :
- L'histoire, l'examen physique / neurologique ne suggèrent pas un désordre organique
- L'histoire, l'examen physique / neurologique suggèrent un désordre organique mais celui-ci est écarté par la neuro-imagerie ou tout autre procédé de laboratoire
- Un désordre organique existe mais les crises migraineuses ne sont pas apparues pour la première fois en liaison temporelle avec celle-ci.

Céphalées de tension épisodiques

A. La céphalée répond à tous les critères diagnostiques sus-cités d'une céphalée de tension

B. Nombre de jours de céphalées inférieur à 180 par an (moins de 15 j par mois).

Céphalées de tension chroniques (céphalée quotidienne chronique)

A. La céphalée répond à tous les critères diagnostiques sus-cités d'une céphalée de tension

B. Nombre de jours de céphalées supérieur ou égal à 15 par mois pendant une période d'au moins 6 mois

Tableau 7 : Critères diagnostiques pour les céphalées de tension (IHS, 1988)

→ *Les examens complémentaires*

Lorsque la description des crises est typique et que l'examen clinique est normal, il n'y a pas lieu de prescrire d'examens complémentaires. À l'inverse, s'il existe la moindre atypie dans une crise de migraine avec ou sans aura, s'il s'agit d'une variété inhabituelle de migraine ou si l'examen clinique révèle la moindre anomalie, il est licite de prescrire des examens complémentaires car des crises d'allure migraineuse peuvent être symptomatiques d'une affection sous-jacente, notamment neurologique. Parmi tous les examens complémentaires, le plus judicieux est alors le scanner cérébral.

Caractères	Migraines	AVF	Névralgie du V
Prévalence	12 à 25%	rare (< 1/1000)	rare
Caractère familial	fréquent	rare	pas connu
Sexe	F/H: 2/1	H/F: 9/1	F/H: 9/1
Âge de début	enfance - adulte jeune	adulte jeune (30 ans)	> 60 ans
Profil évolutif	crises isolées	salves épisodiques Chroniques (I ou II)	salves épisodiques puis chroniques
Crises			
Fréquence	variable (<1 à 10/mois)	1 à 4 jours	1 à plusieurs jours
Durée	qques heures à qques jours	30 min à 3 heures	≤ 1 min
Horaire	jour > nuit	nuit > jour	jour et nuit
Facteurs déclenchants	multiples	alcool	contact zone gachette, mastication
Prodromes	assez fréquents	non	non
Douleur			
Siège	variable (hémicrânie)	constant (orbitaire)	constant (souvent joue)
Côté	variable	unilatéral (fixe)	unilatéral (fixe)
Caractère	souvent pulsative	souvent continu	décharges électriques
Sévérité	variable	atroce	atroce
Signes associés			
Visuels, sensitifs, aphasie	fréquent (avec aura)	non	non
Larmoiements, nez bouché	rares	très fréquents	non
Troubles digestifs	très fréquents	très rares	exceptionnels
Comportement	se couche	déambule	suspend l'activité en cours
Traitement de fond	nombreux ß-bloquants, pizotifène méthysergide, oxétorone, tricycliques, flunarizine	nombreux vérapamil, méthysergide, lithium, corticoïdes	carbamazépine, baclofène

Tableau 8 : Caractères distinctifs entre migraine, algies vasculaires de la face et névralgie du trijumeau.

En résumé : La migraine demeure à l'heure actuelle un diagnostic purement clinique. Il est aidé par l'application des critères diagnostiques de l'IHS, mais le respect de ces critères est surtout indispensable pour la réalisation des essais thérapeutiques et des travaux de recherche clinique.

▲ Les causes, les facteurs déclenchants et le pronostic de la migraine

→ *L'étiologie*

La cause exacte de la migraine demeure jusqu'à présent inconnue. Même s'il semble que la probabilité d'être migraineux soit beaucoup plus élevée lorsqu'on a un parent du premier degré qui l'est, la transmission génétique de cette affection n'a été démontrée que dans la forme hémiplégique familiale.

→ *Les facteurs déclenchants de la crise*

De nombreux facteurs déclenchants de la crise sont connus *(tableau 9)*. Chaque migraineux possède en moyenne quatre facteurs déclenchants et exceptionnellement un seul (généralement il s'agit dans ce cas des règles). Les migraineux ont généralement d'eux-mêmes supprimé ou évité ces facteurs, mais cela ne diminue la fréquence des crises que de moitié environ, dans la plupart des cas. Les autres surviennent indépendamment de ces facteurs, nécessitant lorsqu'elles sont fréquentes un traitement médicamenteux de fond.

→ *Le pronostic*

La migraine est une affection bénigne. Le malade doit en principe récupérer complètement entre les crises. En cas de maladie associée, le fait d'être migraineux ne confère à cette maladie associée aucune gravité particulière. Néanmoins, des études récentes ont montré que la survenue d'une dissection des artères carotides internes et vertébrales ainsi que la survenue d'un infarctus cérébral chez la femme de moins de 45 ans semblent être plus fréquentes chez le sujet migraineux par rapport aux non migraineux du même âge et du même sexe. Toutefois, ceci reste encore à confirmer.

- Psychologiques : émotions, surmenage, contrariétés, joie, frayeur, etc.
- Hormonaux : règles, contraceptifs oraux, etc.
- Alimentaires : chocolat, alcools, graisses cuites, produits laitiers, agrumes, etc.
- Sensoriels : lumières, bruits, odeurs, vibrations, etc.
- Efforts physiques : toux, sports, activité sexuelle, etc.
- Climatiques : vents « chauds », orages, chaleur humide, altitude, etc.

Tableau 9 : Facteurs déclenchants de la crise de migraine.

▲ Le traitement

La migraine, à l'heure actuelle, se traite et peut se traiter efficacement à défaut de se guérir : grâce à l'utilisation judicieuse des nombreux traitements disponibles, grâce aussi à une prise en charge globale qui requiert une participation active non seulement du médecin mais aussi du patient. On estime qu'environ 90 % des migraineux peuvent être soulagés c'est-à-dire que l'on peut diminuer la durée, l'intensité ou la fréquence de leurs crises.

→ *Le traitement en ambulatoire*

La grande majorité des migraineux se traite en ambulatoire. Il n'existe toujours pas à l'heure actuelle de remède miracle contre la migraine, ni même de traitement unique applicable à tous les migraineux.

- *Le traitement de la crise*

Le traitement de la migraine est d'abord et avant tout le traitement des crises. Celui-ci s'applique à tous les migraineux ; son but est de couper la crise ou pour le moins de rendre la céphalée moins sévère.

Deux grandes catégories d'antimigraineux de crises existent *(tableaux 10 a et b)* :

– les médicaments non spécifiques tels que les antalgiques et les anti-inflammatoires non stéroïdiens ;
– les antimigraineux spécifiques : dérivés de l'ergot de seigle et agonistes 5HT1D (Sumatriptan), à utiliser de préférence en cas d'échec de traitements non spécifiques.

- *Le traitement de fond*

À côté de ce traitement de crise, existe un traitement de fond qui ne s'applique qu'aux migraineux dont les crises sont fréquentes et résistantes au traitement de crise. Son but est de diminuer la fréquence des crises. Il repose sur des méthodes non médicamenteuses et sur le recours à plusieurs classes de médicaments *(tableau 11)*, dont les bêtabloquants, les antisérotonines, les antagonistes calciques, les antidépresseurs tricycliques, l'Aspirine, etc.

Un cas particulier mérite d'être souligné : la migraine cataméniale pure pour laquelle a été développé récemment un traitement préventif très spécifique par les œstrogènes (Œstrogel).

→ *Le traitement en hospitalisation*

Les céphalées primaires en elles-mêmes nécessitent rarement une hospitalisation. Celle-ci concerne uniquement certains cas de céphalées quotidiennes, avec surconsommation médicamenteuse, ou d'algies vasculaires de la face, rebelles et invalidantes.

- *Les céphalées chroniques quotidiennes avec abus d'antalgiques*

Les migraines ou les céphalées de tension se caractérisent par une disparition progressive des intervalles de rémission. Elles aboutissent à une céphalée quotidienne et à une surconsommation journalière d'antalgiques pendant plusieurs mois, voire même des années. Un sevrage d'antalgiques est tenté, à domicile dans un premier temps, et en hospitalisation en cas d'échec.

Dans un grand nombre de services, le traitement proposé est l'Amitriptyline injectable (Laroxyl®) en perfusion sur 2 heures, le soir.

Les doses sont de 25 mg (1/2 ampoule) le 1er jour, augmentés de 25 mg le 2e jour. En fonction des réactions du malade au traitement, cette dose est maintenue ou augmentée chaque jour de 25 mg, jusqu'à un maximum de 150 mg/jour.

Le traitement par perfusion est de huit à dix jours, relayé ensuite *per os* pendant trois à six mois. Ce traitement est complété par des séances de relaxation dans la journée faites par des personnes qui en ont l'expérience. La prise en charge infirmière est importante pour la réussite du sevrage.

- *Les algies vasculaires rebelles de la face*

L'algie vasculaire de la face *(tableau 12)* est une autre variété de céphalée bénigne caractérisée par :

- une douleur brutale essentiellement orbitofaciale, centrée sur l'œil, extrêmement sévère, continue, accompagnée de signes neuro-végétatifs localisés ipsilatéraux (larmoiement , rougeur conjonctivale, myosis et ptôsis, hypersudation franche, congestion avec une obstruction nasale ou à l'inverse un catarrhe) ;
- un profil évolutif unique : la douleur est quotidienne, évoluant par crises (ou attaques) durant en moyenne 1 h à raison de une à huit crises par 24h et se répétant par périodes (ou épisodes) de plusieurs semaines séparées par des rémissions de plusieurs mois ou années. Ce profil évolutif caractérise l'algie vasculaire de la face épisodique, de loin la plus fréquente. Dans une minorité de cas, l'algie vasculaire de la face est chronique, les crises survenant quotidiennement sans rémission, affection effroyablement invalidante, bouleversant l'équilibre familial et la vie professionnelle et pouvant conduire au suicide.

On ne connaît pas la (ou les) cause(s) de l'algie vasculaire de la face. Des lésions sinusiennes, dentaires, nasales ou de l'articulation temporo-mandibulaire sont souvent incriminées à tort, et parfois sources de mutilations. L'arrêt spontané des épisodes peut faire croire, à tort, à l'efficacité de ces gestes. En revanche, certains facteurs déclenchants de la crise ont été notés : traumatismes crâniofaciaux, alcool, angiographie cérébrale, désaturation survenant lors du sommeil paradoxal chez les patients avec syndrome des apnées du sommeil, nitroglycérine et, par extension, dérivés nitrés, histamine et tous les vasodilatateurs. Généralement, l'exclusion de ces facteurs ne suffit pas à éviter toutes les crises, d'où la nécessité d'un traitement médicamenteux qui vise soit à enrayer les crises, soit à les espacer.

Il est crucial d'enrayer efficacement toutes les crises qui surviennent au cours de l'hospitalisation, avec l'oxygène, le Sumatriptan ou la Dihydro-ergotamine injectable.

Médicament	Posologie moyenne (mg)	Posologies extrêmes (mg)	Fréquence de prise	Effets secondaires les plus fréquents	Coût du traitement de la crise (F)
Aspirine	1000	330 - 1000	Toutes les 3h si nécessaire	Troubles digestifs	0,58 à 1,81
Paracétamol	1000	500 - 1000	Toutes les 3h si nécessaire	Troubles digestifs	1,66 à 2,41
Dextropropoxyphène	130	65 - 95	Renouveler une seule fois	Troubles digestifs	0,65 à 1,94
Noramidopyrine	500	500 - 1000	1 à 3 fois	Fatigue, risque hématologique	0,64 à 3,5
Indométacine	50	25 - 100	1 fois	Troubles digestifs	0,59 à 2,41
Ibuprofène	400	200 à 800	1 à 2 fois	Troubles digestifs	0,62 à 2,46
Aspirine+métoclopramide	900 + 10	900 + 10	1 à 2 fois	Sensations vertigineuses, somnolence	11 à 22

Tableau 10 a : Traitement de la crise de migraine. Médicaments non spécifiques

Tartrate d'ergotamine + caféine	1	1 - 2	reprendre 1mg 30 min après si échec	Nausées, extrémités froides, claudication intermittente, coliques, céphalées	1,12 à 4,93
Tartrate d'ergotamine + cyclizine	2	1 - 3	reprendre 1mg 30 min après si échec	idem à tartrate d'ergotamine + caféine	0,65 à 1,95
DHE injectable	1	1 - 2	reprendre 1mg 30 min après si échec	idem à tartrate d'ergotamine mais moindre	2,70 à 5,13
DHE spray nasal	1	1 - 2	reprendre 1mg (2 pulv.) 30 min après si échec	idem à DHE injectable	49,30
Sumatriptan	6	6	1 fois	fourmillements, sensation de chaleur de l'extrémité céphalique, ou serrement du cou	199,50

Tableau 10 b : Traitement de la crise de migraine. Médicaments spécifiques

Traitements	**Posologies extrêmes (par jour)**	**Effets indésirables les plus fréquents**	**Coût du traitement mensuel (F)**
Bêta - bloquants			
Propranolol (Avlocardyl®)	1/2 à 4 cp	asthénie, troubles digestifs	14,7 à 58,80
Métoprolol (Lopressor®, Seloken®)	1/2 à 1 cp	asthénie	15,95 à 61,50
Timolol (Timacor®)	1/2 à 1 cp	asthénie, troubles digestifs	18,2 à 36,40
Nadolol (Corgard®)	1 cp	asthénie, troubles digestifs	45,60
Atenolol (Ténormine®)	1 cp	asthénie	86,10
Antisérotonines			
Pizotifène (Sanmigran®)	3 à 6 cp	somnolence, prise de poids	80,91 à 161,82
Méthysergide (Désernil®)	1 à 6 cp	asthénie, troubles digestifs	29,85 à 179,1
Oxétorone (Nocertone®)	1 à 3 cp	somnolence	39 à 117
Inhibiteurs calciques			
Flunarizine (Sibélium®)	1 cp	somnolence	80,50
Nimodipine (Nimotop®)	4 à 8 cp	troubles digestifs	
Vérapamil (Isoptine®)	3 à 6 cp à 40mg	constipation, somnolence	34,44 à 68,88
Autres			
Amitriptyline (Laroxyl®, Elavil®)	10 à 50 gouttes	somnolence, prise de poids	9 à 36
Aspirine	250 mg à 1 g	troubles digestifs	17,7 à 42
Clonidine (Catapressan®)	2 à 4 cp	somnolence, bouche sèche	63,6 à 127,2
Indoramine (Vidora®)	2 à 3 cp	somnolence, troubles de l'éjaculation	72,4 à 108,6

Tableau 11 : Traitement de fond de la migraine

Critères communs aux différents types d'algie vasculaire de la face

A • Au moins cinq crises répondant aux critères B et D

B -• Douleurs sévères unilatérales orbitaires, supraorbitaires ou temporales durant 15 - 180 min sans traitement

C • La céphalée est associée à au moins un des caractères suivants survenant du côté de la douleur : 1. injection conjonctivale, 2. larmoiement, 3. congestion nasale, 4. rhinorrhée, 5. sudation du front et de la face, 6. myosis, 7. ptosis, 8. œdème de la paupière.

D • Fréquence des crises : une à huit par jour.

E • Au moins un des caractères suivants :
– l'histoire, l'examen physique et neurologique ne suggèrent pas un désordre organique
– l'histoire, l'examen physique et neurologique suggèrent un désordre organique mais celui-ci est écarté par la neuro-imagerie ou toute autre investigation
– un désordre organique existe mais les crises d'AVF ne sont pas apparues pour la première fois en liaison temporelle étroite avec celui-ci

Algie vasculaire de la face de type épisodique

A • Au moins deux périodes d'algies faciales correspondant à l'ensemble des critères de l'AVF.

B • Les périodes durent 7 jours à moins d'un an et sont séparées par des rémissions d'au moins 14 jours.

Algies vasculaire de la face de type chronique :

A • Les algies faciales correspondent à l'ensemble des critères de l'AVF.

B • Absence de période de rémission durant une année ou plus, ou présence de rémissions mais n'atteignant pas 14 jours.

Tableau 12 : Critères diagnostiques de l'algie vasculaire de la face (IHS, 1988)

L'oxygène est administré à l'aide d'un masque bucco-nasal à la pression de 7 à 8 l/min pendant 15 à 20 min ; le Sumatriptan (une ampoule de 6 mg) en injection uniquement sous-cutanée au niveau de la cuisse, et la Dihydroergotamine (1 mg) en injection intramusculaire ou intraveineuse directe très lente. Quel que soit le traitement choisi, il doit être administré le plus tôt possible, au plus tard dans les dix minutes qui suivent le début de la crise, car celle-ci atteint son paroxysme en quelques minutes. Les deux derniers traitements ne doivent pas être administrés plus de deux fois par 24 h, les injections étant séparées d'au moins 18 h. L'oxygène est donc nécessaire dans les périodes où le patient n'est pas médicamenté. Là aussi, la prise en charge infirmière est capitale.

Comme traitement de fond associé, la plupart des spécialistes proposent actuellement soit le Vérapamil (3 comprimés à 120 mg/j), soit le Lithium (lithiémie entre 0,5 et 0,9 mmol/j), ou encore le Méthysergide.

▲ Conclusion

Même si leurs étiologies restent méconnues et leur physiopathologie incomplètement élucidée, on peut dire que la migraine et l'algie vasculaire de la face sont actuellement des affections cliniquement bien définies et susceptibles d'être soulagées à défaut d'être guéries.

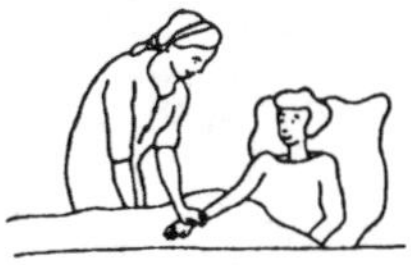

Prise en charge infirmière

La migraine

Toute pathologie neurologique grave ayant été éliminée, il est important de rassurer le patient sur la bénignité de son état tout en lui rappelant que l'objectif du traitement se limite à réduire la fréquence et l'intensité des crises de migraine.

Le rôle de l'infirmière dans l'information du patient est primordial. Il porte sur :

- l'innocuité du traitement au long cours et l'existence de nombreux traitements médicamenteux ;
- les règles d'hygiène de vie telle la nécessité de supprimer ou d'éviter les facteurs déclenchants (alimentaires, psychologiques, le bruit, la fumée, etc.) ;
- l'intérêt de noter les circonstances de survenue de la crise et de prendre son traitement dès l'apparition des premiers symptômes ;
- la nécessité de se mettre au calme et dans le noir dès que possible.

En tout état de cause, le patient migraineux est un patient anxieux avec qui il convient d'établir une relation de confiance afin d'éviter toute automédication intensive.

L'algie vasculaire de la face

Il faut avant tout rassurer le patient atteint d'une algie vasculaire de la face sur le caractère bénin de sa maladie, sans toutefois minimiser la douleur.

La surveillance du traitement de la crise lors de l'hospitalisation

Le patient est installé dans une chambre particulière et au calme.

Dans la majorité des cas, les crises sont nocturnes. C'est alors à l'infirmière de les observer et d'en faire une description précise (mode d'installation, intensité, durée de la douleur, symptômes associés, comportement du patient pendant la crise, etc.). Cette observation est notée dans le dossier de soins du patient.

Généralement, la crise cède en une quinzaine de minutes. La présence rassurante de l'infirmière est alors capitale : la survenue de la crise est souvent un moment pénible et c'est généralement à cette occasion que le malade exprime découragement et craintes.

Le traitement consiste en une oxygénothérapie et l'administration d'antalgiques vasoconstricteurs.

L'oxygénothérapie n'entraîne aucune réaction secondaire, néanmoins l'infirmière surveillera la bonne tolérance du masque bucconasal et le débit. Elle s'assurera de l'absence de fuite d'oxygène.

Les antalgiques vasoconstricteurs entraînant une hypertension artérielle et étant contre-indiqués en cas d'insuffisance coronarienne, avant la mise en œuvre du traitement, l'infirmière vérifie :

- qu'un électrocardiogramme a été fait et interprété par le médecin, à la recherche d'une insuffisance coronarienne ;
- la tension artérielle du patient, prise en dehors des crises, car la pression artérielle augmente au cours de la crise d'algie vasculaire.

L'hypertension artérielle interdit la mise en route du traitement par antalgique vasoconstricteur.

Le traitement médicamenteux par le Sumatriptan entraîne souvent une sensation de chaleur et/ou de fourmillement de la nuque, de la tête et/ou des extrémités pendant une période de temps variant de 5 à 45 minutes. Une sensation de jambes molles ou de fatigue peut survenir et se prolonger pendant plusieurs heures. L'infirmière rassure alors le patient sur le caractère bénin et transitoire de ces symptômes.

Le traitement à la Dihydroergotamine peut être responsable de nausées ou de vomissements et d'une grande fatigue.

L'apparition de douleurs précordiales avec l'un ou l'autre des deux médicaments impose l'arrêt immédiat du traitement et l'appel du médecin.

Cependant, le traitement par antalgique peut se révéler totalement inefficace. On peut alors assister à une escalade dans l'automédication conduisant parfois le patient jusqu'à une hospitalisation pour un sevrage d'antalgiques. Le rôle d'accompagnement de l'infirmière est alors essentiel. En effet, dans les premiers temps, les céphalées non seulement persistent mais peuvent s'aggraver. Le patient est très tenté de reprendre des antalgiques qu'il faut supprimer à tout prix pour ne pas compromettre le sevrage.

Le traitement pour sevrage d'antalgiques

Le patient est installé au calme en chambre particulière, avec si possible un éclairage indirect. L'infirmière propose des vessies de glace pour calmer les céphalées et accompagne le plus possible le patient, car le sevrage est une véritable souffrance.

Le traitement consiste en perfusions de Laroxyl®. L'infirmière surveille le débit qui doit être régulier sur deux heures et ralenti en fonction des réactions du patient. L'infirmière note les réactions dans le dossier de soins (agitation, insomnie, désorientation, endormissement, trémulation des membres inférieurs, sueurs, bouffées d'angoisse, vomissements, etc.).

Ces réactions peuvent survenir au cours de la perfusion. Elles sont très fréquentes lorsque l'antalgique que l'on essaie d'arrêter contient de la caféine ou un dérivé opiacé.

L'infirmière surveille la tension artérielle du patient (avant et après le traitement, le Laroxyl® provoquant des hypotensions orthostatiques) et demande au patient de rester alité pendant le traitement ou de respecter un temps de repos assis au bord du lit avant de se mettre debout, s'il est impératif qu'il se lève.

Conclusion

Ces pathologies très douloureuses sont toujours très anxiogènes pour le malade. Il est donc primordial de le rassurer sur leur caractère bénin ; les plaintes du patient concernant le caractère douloureux des migraines doivent toujours être prises au sérieux.

Prendre en charge un patient atteint d'une PRNA ou maladie de Guillain-Barré en phase d'évolution

Actes professionnels

- Surveiller les signes vitaux et en particulier la respiration du patient
- Surveiller l'apparition de troubles de déglutition
- Évaluer la force musculaire du patient et lui demander de signaler toute anomalie
- Apprécier la douleur chez le patient
- Surveiller l'élimination urinaire et intestinale
- Mobiliser le patient et pallier le déficit d'autosoins
- Encourager le patient à garder ou à recouver une autonomie optimale en fonction de la phase de la maladie
- Apporter un soutien psychologique maximal
- Prendre en charge un malade intubé et ventilé

Diagnostics infirmiers prévalants

- Anxiété
- Douleur
- Risque élevé de syndrome d'immobilité

12

Connaissances requises

- Définir la polyradiculonévrite aiguë ou syndrome de Guillain-Barré
- Expliquer succinctement la physiopathologie
- Citer les signes cliniques caractéristiques et les examens permettant de confirmer le diagnostic
- Expliquer les modes d'évolution possibles et les CAT
- Justifier les soins infirmiers et la surveillance à apporter à ces patients

▲ Polyradiculonévrite aiguë (PRNA) ou maladie de Guillain-Barré

Définition

Le syndrome de Guillain-Barré est une polyradiculonévrite aiguë, d'évolution cyclique, qui s'accompagne, dans le liquide céphalorachidien, d'une hyperprotéinorachie sans augmentation des cellules (dissociation albumino-cytologique).

C'est une atteinte de plusieurs (« poly ») racines (« radiculo ») et nerfs périphériques (« névr »), d'origine inflammatoire (« ite »), bilatérale et le plus souvent symétrique. L'atteinte intéresse les nerfs moteurs (paralysies) et sensitifs (fourmillements, troubles de la sensibilité profonde et superficielle). L'extension est très variable, d'évolution en règle ascendante, touchant les nerfs des territoires rachidiens (membres inférieurs, puis membres supérieurs) et parfois les nerfs crâniens. L'évolution cyclique signifie qu'après une période d'extension, puis de stabilisation (phase de « plateau »), on observe une phase de régression, plus lente.

C'est un syndrome rare (1 à 2 cas / 100 000 habitants / an). Il existe une légère prépondérance masculine. L'incidence de la maladie augmente un peu avec l'âge.

Physiopathologie

Le déficit sensitivomoteur observé dans le syndrome de Guillain-Barré est dû à des lésions de démyélinisation aiguë des fibres nerveuses. Les lésions sont multifocales et observées tout le long des nerfs périphériques.

Le mécanisme physiopathologique supposé est l'atteinte de la gaine de myéline par un mécanisme immunologique et plusieurs arguments vont dans ce sens :

- un modèle expérimental de névrite allergique après injection sous-cutanée, chez le rat, d'extrait de nerf périphérique ;
- la mise en évidence dans le sérum de patients atteints du syndrome de Guillain-Barré, d'anticorps dirigés contre des constituants glycolipidiques de la myéline ;
- l'observation, sur des cultures de cellules de Schwann de rat, de démyélinisation après injection de sérum de patients présentant une polyradiculonévrite aiguë ;
- le syndrome de Guillain-Barré est fréquemment précédé par un épisode infectieux d'allure virale des voies aériennes supérieures, du tractus digestif,ou par une infection bactérienne ; mais il peut survenir aussi au décours de sérothérapies ou de vaccinations suggérant un phénomène immunologique ;
- l'efficacité démontrée des plasmaphérèses à la phase aiguë par extraction d'un supposé « facteur démyélinisant humoral » avec pour conséquence une atteinte myélinique moindre.

▲ Les signes cliniques caractéristiques

Le syndrome de Guillain-Barré évolue typiquement en trois phases

→ *La phase d'extension des paralysies*

Elle débute par des paresthésies (sensations anormales à type de picotements ou de fourmillements) des orteils surtout, et des doigts. Puis s'installe en quelques jours un déficit moteur des membres inférieurs et supérieurs. En général, l'extension des paralysies est de type ascendant (membres inférieurs puis membres supérieurs), mais elle peut se faire de manière simultanée ou descendante. Le déficit moteur prédomine aux racines des membres et est le plus souvent symétrique.

A ce stade, il existe fréquemment des douleurs des membres et des rachialgies diffuses.

L'extension de l'atteinte aux paires crâniennes est possible et importante à rechercher puisqu'elle fait, avec l'atteinte des muscles respiratoires, toute la gravité de cette maladie, pouvant conduire le malade en réanimation pour une ventilation assistée (environ un malade sur cinq). Une rétention aiguë transitoire d'urines est possible à cette phase. La durée de cette phase est très variable, la médiane est de douze jours.

Le caractère aigu de la polyradiculonévrite est défini par une durée inférieure à quatre semaines dans cette phase d'extension.

L'atteinte du système nerveux autonome ou dysautonomie, peut s'observer dès ce stade. Fréquente dans les formes étendues comportant une atteinte des paires crâniennes, elle est importante à rechercher, car à l'origine de complications qui peuvent mettre en jeu le pronostic vital.

La dysautonomie comporte :

- pour le système cardiovasculaire :
  - une tachycardie en l'absence de fièvre, avec variations brutales de la fréquence cardiaque ;
  - une bradycardie avec risque d'arrêt cardiaque brutal, notamment à l'occasion de stimulations vagales, en particulier lors des aspirations trachéales ;
  - une instabilité tensionnelle, avec des variations considérables et brutales de la tension artérielle ;
  - des anomalies de l'électrocardiogramme ;
- une rétention aiguë transitoire d'urines ;
- des troubles cutanés : sueurs profuses ;
- une hypersialorrhée, une hypersécrétion bronchique ;
- des troubles digestifs : iléus paralytique, dilatation aiguë de l'estomac.

→ *La phase de plateau*

L'étendue maximale des paralysies est imprévisible et non corrélée à la durée de la phase d'extension.

Le déficit moteur est de type périphérique, réalisant au maximum une tétraplégie flasque plus ou moins symétrique à prédominance proximale pouvant s'accompagner d'une amyotrophie ; on observe une aréflexie souvent étendue, voire généralisée (ou au moins une nette diminution des réflexes ostéotendineux).

Les troubles sensitifs sont fréquents, essentiellement subjectifs (paresthésies distales, péribuccales), mais aussi objectifs (troubles de la sensibilité profonde surtout, aboutissant à une démarche ataxique lorsque le malade peut encore marcher, mais également des troubles de la sensibilité superficielle).

Atteinte des nerfs crâniens :

- une paralysie faciale, assez souvent bilatérale : diplégie faciale ;
- une paralysie des nerfs oculomoteurs ;
- une atteinte du XII (nerf grand hypoglosse, innervant la langue) ;
- une atteinte des nerfs mixtes (IX, X, XI) :
  - nasonnement de la voix ;
  - troubles de la déglutition avec risque de fausse route alimentaire.

→ ***La phase de récupération***

Les signes régressent de manière progressive, classiquement dans l'ordre inverse de leur apparition. Cette phase est beaucoup plus longue que la phase d'extension. Elle s'étale sur plusieurs semaines à plusieurs mois. La récupération peut se faire de manière incomplète, laissant un déficit moteur ou des paresthésies distales.

▲ Les examens complémentaires utiles au diagnostic

→ ***L'étude du LCR***

Le LCR est clair, eau de roche, la pression est normale.

Il existe une hyperprotéinorachie variable qui traduit l'inflammation des racines des nerfs n'apparaissant souvent que de façon retardée par rapport au début clinique de la maladie. Le nombre de cellules dans le LCR est normal ou peu augmenté (inférieur à 10 / mm^3). Le contraste entre l'hyperprotéinorachie et l'absence d'hypercellularité constitue la dissociation albuminocytologique, caractéristique de ce syndrome.

→ ***L'examen électrique***

Il comporte deux parties :

- un examen de détection : électromyogramme. Il permet à l'aide d'une aiguille d'enregistrer l'activité électrique du muscle ;
- un examen de stimulo-détection. Il permet la mesure des vitesses de conduction motrice et sensitive des nerfs périphériques accessibles à la stimulation.

Au cours des syndromes de Guillain-Barré, l'examen électrique montre un ralentissement des vitesses de conduction nerveuse motrice et sensitive, des blocs de conduction, un allongement des latences distales et des ondes F et une diminution des potentiels d'action musculaires.

Il recherche aussi des signes en faveur d'une atteinte de l'axone, parfois associée.

→ ***Les autres examens complémentaires***

Le diagnostic repose sur la clinique et les données du liquide céphalorachidien. L'électromyogramme est utile pour confirmer le diagnostic dans les formes atypiques. Les autres examens complémentaires ne servent qu'à éliminer une autre neuropathie ou une autre polyradiculonévrite aiguë :

– dosage des porphyrines urinaires, pour éliminer une porphyrie ;
– sérologie HIV : on peut observer, dans les suites d'une séroconversion, une polyradiculonévrite aiguë ou subaiguë, qui s'accompagne d'une réaction cellulaire dans le liquide céphalorachidien ;
– sérologie de la maladie de Lyme : infection vectée par une tique, responsable de polyradiculonévrites douloureuses asymétriques, d'évolution souvent subaiguë.

▲ La prise en charge

La conduite à tenir à la phase aiguë de la maladie associe plusieurs volets.

Avant le traitement proprement dit, il convient d'insister encore sur la surveillance infirmière et médicale à la phase initiale de la maladie.

→ ***Un traitement symptomatique***

• Mise en place d'une alimentation entérale par sonde nasogastrique en cas de troubles de la déglutition.

• Intubation nasotrachéale pour une ventilation assistée en cas de troubles respiratoires.

• Kinésithérapie comportant une mobilisation passive et de posture, puis devenant active à la phase de récupération.

• Traitement anticoagulant visant à empêcher les thromboses veineuses, fondamental, car le risque de phlébite est important dans cette maladie et les embolies pulmonaires constituent une cause non négligeable de mortalité.

→ ***Un traitement spécifique par échanges plasmatiques***

L'efficacité d'un tel traitement, d'autant plus qu'il est pratiqué tôt dans l'évolution de la maladie, est maintenant démontrée. Il limite la progression maximale des paralysies et diminue la durée de la phase de récupération. Les plasmaphérèses doivent être réalisées en dehors de tout contexte septique, chez un malade bien hydraté et par une équipe entraînée à cette technique.

Des traitements par *perfusion d'immunoglobulines* sont en cours d'évaluation.

▲ Conclusion

→ ***Les facteurs pronostiques et la conduite à tenir***

Il y a peu de facteurs pronostiques : le sexe, l'existence ou non d'un événement prodromique, la sémiologie des premiers signes neurologiques, le chiffre initial de la protéinorachie ne sont pas corrélés avec la sévérité maximale des paralysies.

La durée d'extension des paralysies semble être un facteur de mauvais pronostic, d'autant plus courte que le déficit sera grave et étendu, tout comme la nécessité d'un recours précoce à une ventilation artificielle. La diminution importante de l'amplitude du potentiel d'action musculaire lors d'une stimulation distale du nerf, sur un examen fait précocement est un facteur de mauvais pronostic.

→ ***Les modes d'évolution possibles***

L'évolution spontanée du syndrome de Guillain-Barré est cyclique : elle est régressive après une phase d'aggravation puis de plateau. Cependant, tous les intermédiaires existent entre les formes avec un discret déficit sensitivomoteur et les formes graves nécessitant, à la phase aiguë, une assistance ventilatoire en raison de troubles respiratoires, de troubles de la déglutition; et une surveillance accrue du fait d'épisodes dysautonomiques.

La plupart des patients présenteront des séquelles minimes après une PRN aiguë. Les plus fréquentes sont des paresthésies isolées des extrémités ; exceptionnellement la récupération est très incomplète (surtout dans les formes axonales), le patient pouvant garder des séquelles à type de tétraparésie, voire de tétraplégie quasi complète, avec d'importants troubles sensitifs.

La durée de récupération varie de quelques mois à 12 ou 16 mois. Les rechutes et les récidives sont rares.

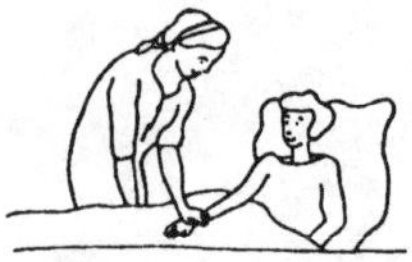

Prise en charge infirmière

Le syndrome de Guillain et Barré ou polyradiculonévrite (PRNA) évolue classiquement en trois phases et la prise en charge infirmière varie selon ces phases.

La phase d'extension

La surveillance

La surveillance vise à dépister précocement l'atteinte des muscles intercostaux responsables d'une détresse respiratoire ainsi que des troubles de la déglutition pouvant nécessiter le transfert du patient en réanimation.

Cette surveillance s'effectue toutes les deux heures environ et apprécie :

- *la respiration* (amplitude, régularité, fréquence au repos) ainsi que les capacités respiratoires du patient par les épreuves de comptage : ce comptage se fait après inspiration forcée, en apnée, le plus longtemps possible de façon distincte et toujours au même rythme, le premier comptage servant de référence. La saturation en oxygène est également surveillée grâce à un oxymètre de pouls que l'infirmière installe au doigt du patient ;
- *la déglutition* : il est primordial, en dehors des repas, dont il faut surveiller les prises, de demander au patient d'avaler sa salive afin de dépister toute gêne ou fausse route ;
- *l'atteinte du système nerveux autonome (dysautonomie)* peut survenir dès ce stade et se traduire par une instabilité du pouls et de la tension artérielle, d'où la nécessité de mettre le patient sous appareil de surveillance cardiorespiratoire dès son arrivée. Ces différents paramètres sont relevés et notés toutes les deux heures et l'infirmière signale toute modification au médecin ;
- *l'élimination urinaire* : le patient peut présenter des rétentions aiguës d'urine nécessitant la pose d'une sonde à demeure de manière transitoire ;
- *la force musculaire* : l'infirmière demande au patient de serrer la main et de bouger les jambes et signale toute modification au médecin ;
- *les paresthésies* : l'infirmière interroge le patient sur l'intensité des paresthésies (fourmillements, engourdissements et picotements) et de la douleur et l'invite à signaler tout changement.

La phase de plateau

Lorsque l'état du patient reste stable et ne présente aucun signe d'aggravation, la surveillance infirmière est poursuivie quelque temps. Cette surveillance est identique à celle effectuée pendant la phase d'extension, mais la maladie peut s'aggraver brutalement et imposer le transfert du patient en réanimation pour assistance respiratoire. La surveillance et les soins infirmiers sont ceux de tout malade en réanimation avec cependant une vigilance particulière pour la fréquence cardiaque (trouble lié à la dysautonomie). En effet, le malade peut présenter des variations brutales de la fréquence cardiaque majorées lors des aspirations et des manipulations (toilette, change, etc.). Il est souhaitable de limiter autant que possible les soins non indispensables et de disposer en permanence d'atropine à injecter par voie intraveineuse et selon le protocole du service en cas de bradycardie.

Les aspirations trachéales sont fréquentes en raison de l'hypersécrétion bronchique : elles seront brèves, précédées et suivies d'une ventilation à 100 % d'oxygène de quelques minutes.

Du fait des troubles de la régulation du sel constants dans la maladie de Guillain-Barré, les apports liquidiens et alimentaires sont strictement désodés. Toutes les préparations doivent être faites à partir d'eau pour préparations injectables. Dans les premiers jours, le patient doit être pesé quotidiennement, puis une fois par semaine. Les apports en sel sont ainsi parfaitement contrôlés.

La dysautonomie est aussi responsable de la paralysie de la paroi abdominale qui entraîne un ralentissement du transit. Il est donc nécessaire d'administrer au patient, de manière préventive, un laxatif doux du type huile de paraffine ou suppositoire de glycérine. Ces troubles du transit se compliquent parfois de fécalome, voire d'un iléus paralytique.

Dans les formes les plus aiguës, le malade présente une tétraplégie flasque. Les soins de base et d'assistance doivent alors être rigoureux et pluriquotidiens. Il est capital de pratiquer des mobilisations de tous les membres afin de prévenir les rétractions tendineuses et les attitudes vicieuses, de surveiller les mollets et de réaliser des dorsiflexions du pied pour lutter contre la stase veineuse responsable de phlébite

La phase de récupération

Le rôle de l'infirmière est essentiel :

- dans l'appréciation de l'état de dépendance du patient à l'égard de la machine, notamment lors des changes et des aspirations. C'est à partir de ses observations que la mise en ventilation spontanée peut débuter de manière très progressive avec un aérosol et une oxygénothérapie à dix litres par minute ;
- dans la rééducation de la déglutition par la réintroduction progressive de liquide et d'aliments semi-liquides (yaourt, crème, etc.), la fréquence cardiaque restant un élément de surveillance essentiel.

Conclusion

La prise en charge du patient sur le plan psychologique est fondamentale.

- En phase d'installation, il est indispensable de l'informer sur sa maladie, sur le mode d'installation et sur l'évolution possible, de favoriser les visites, de l'encourager à poser des questions, à exprimer ses craintes et de lui offrir écoute et soutien.
- En phase de plateau, la communication est souvent altérée mais le patient est toujours conscient. Il est important de maintenir une communication verbale et d'inciter la famille à faire de même.
- En phase de récupération, il est nécessaire d'encourager le malade lors des épreuves de sevrage de la machine, de le rassurer en cas de diminution de ses performances et de l'inviter à participer à sa rééducation en respectant son rythme et en tenant compte de sa fatigabilité.

Participer à la rééducation des vessies neurologiques*

Actes professionnels

- Situer le problème de dysfonctionnement en évaluant le fonctionnement vésicosphinctérien
- Supprimer les épines irritatives : infections urinaires ; lithiase ; fécalomes ; escarres
- Participer au bilan urodynamique
- Enseigner les techniques de déclenchement de la miction
- Réaliser un drainage urinaire
- Établir un catalogue mictionnel
- Éduquer le patient à l'autosondage
- Dédramatiser la situation et encourager le patient à l'autonomie

Diagnostics infirmiers prévalants

- Altération de l'élimination urinaire
- Perturbation situationnelle de l'estime de soi
- Sentiment d'impuissance
- Stratégies d'adaptation individuelle inefficace

13

Connaissances requises

- Citer les causes principales des vessies neurologiques
- Citer les structures neurologiques qui interviennent dans l'innervation de la vessie et le contrôle de la miction
- Expliquer les deux phases de la miction
- Énumérer les dysfonctionnements mictionnels
- Citer les examens permettant de mettre en évidence le dysfonctionnement vésicosphinctérien
- Citer les causes de dysfonctionnement des vessies neurologiques
- Définir vessie centrale, périphérique, mixte et citer pour chacune les principes de rééducation à entreprendre
- Citer les obstacles à une bonne rééducation vésicosphinctérienne
- Énumérer les examens de surveillance de la rééducation

▲ Rééducation des vessies neurologiques

Les lésions du système nerveux entraînent fréquemment des troubles vésicosphinctériens et anorectaux. Ces lésions sont causées par :

- des traumatismes crânien, rachidien ou pelvien ;
- des maladies neurologiques : accident vasculaire cérébral, sclérose en plaques, maladie de Parkinson ;
- des complications neurologiques de certaines maladies : diabète, etc.

Il n'est pas surprenant que dans un hôpital, quelle que soit la discipline où elle exerce, l'infirmière se trouve confrontée à des problèmes d'incontinence ou de rétention.

La majorité des troubles vésicosphinctériens est accessible à une rééducation. La rééducation vésicale est un travail d'équipe de thérapeutes au sein de laquelle l'infirmière a une place indispensable.

▲ Les principes et le fondement des soins

→ *Rappel anatomique et neurophysiologique*

L'urine est sécrétée par les reins et le reste des voies urinaires sert de système de drainage et de stockage jusqu'à l'évacuation. Les trois composantes des voies urinaires basses qui aident à la continence sont :

- le détrusor, muscle de la paroi vésicale, qui permet à la vessie de se distendre au cours du remplissage ;
- le sphincter interne ou col vésical qui, par sa contraction, maintient l'urèthre fermé au cours du remplissage vésical ; sa relaxation permet la miction ;
- le sphincter externe qui, par contrôle volontaire, apporte un soutien supplémentaire au cours des situations de stress (vessie très distendue).

Le processus continence-miction est assuré par le système nerveux autonome et contrôlé par le système nerveux central (médullaire et encéphalique). Le système parasympathique responsable de la contraction vésicale a son centre au niveau de la moelle sacrée (S2-S3). Le système sympathique inhibiteur a son centre au niveau médullaire (D12-L1). Le contrôle volontaire de la miction est sous l'influence du cortex cérébral, du mésencéphale et du bulbe rachidien *(figure 27)*.

L'influx nerveux passe :

- par les racines S2-S3, formant le nerf érecteur appelé aussi pelvien ;
- par les racines D12-L1, formant le nerf hypogastrique ;
- par la racine S4 qui innerve le sphincter strié uréthral par le nerf honteux interne.

Les signes cliniques des dysfonctionnements vésicosphinctériens dépendent du siège de la lésion :

- vessie centrale par lésion du système nerveux central ;
- vessie autonome par lésion des racines sacrées ;
- vessie mixte par lésion partielle et par lésion de la queue de cheval.

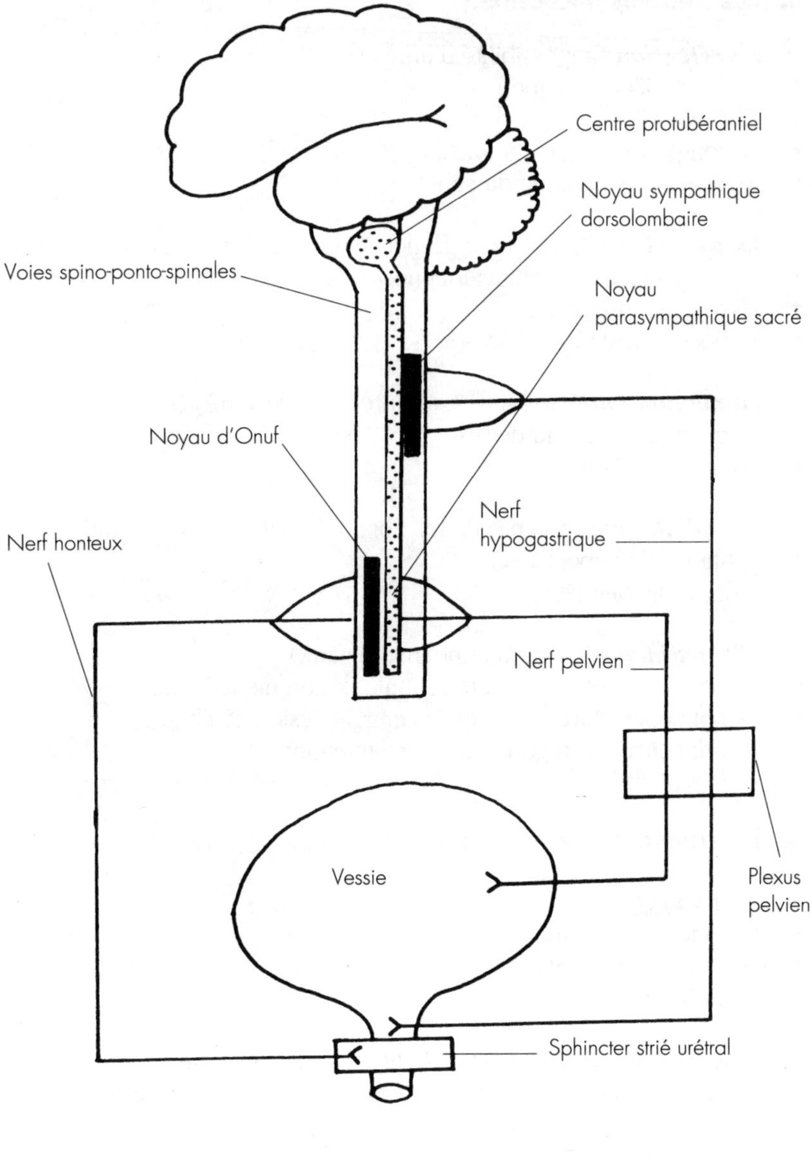

Figure 27 : Innervation motrice de l'appareil vésicosphinctérien (EMC 1992-26496 A10)
- La gazette médicale 1993, tome 100, n°18 -

▲ Les troubles mictionnels

→ ***La rétention*** (impossibilité d'uriner)
- Réflexe mictionnel aboli.
- Choc spinal.
- Lésion périphérique complète.
- Résistance très grande du sphincter.

→ ***La dysurie*** (difficulté de déclenchement, miction difficile)
- Dyssynergie vésicosphinctérienne.
- Hypertonie uréthrale.
- Hypocontractilité du détrusor.

→ ***La miction impérieuse*** (besoin pressant, délai très court)
- Hypercontractilité du détrusor.
- Tonus vésical élevé.

→ ***La pollakiurie*** (nombre de mictions > 7/jour, miction la nuit)
- Petite vessie hyperactive.
- Vidange incomplète.

→ ***L'incontinence*** (perte d'urine involontaire)
- Incontinence réflexe (vessie centrale, lésion médullaire).
- Incontinence d'urgence (vessie centrale, lésion cérébrale).
- Incontinence par regorgement <=> rétention.

▲ Le traitement des troubles mictionnels

→ ***Le drainage***
- La sonde à demeure.
- Le sondage intermittent.
- L'autosondage.

→ ***Les éléments déclencheurs de la vidange vésicale***
- La vessie centrale nécessite le déclenchement du réflexe mictionnel par :
  - des percussions ;
  - des stimulations sexuelles ;
  - des étirement de la marge anale ;
  - un grattage face interne des cuisses.
- La vessie périphérique nécessite l'augmentation de la pression abdominale par :
  - une manœuvre de Valsalva (poussée abdominale vigoureuse) ;
  - une manœuvre de Crédé (pression manuelle sus-pubienne).

→ ***Le traitement comportemental***

Il comporte la programmation mictionnelle accompagnée de son catalogue mictionnel (*cf.* p.147).

→ ***Le traitement pharmacologique***

- Les médicaments sympathicolytiques.
- Les alpha-bloquants.
- Les myorelaxants.

▲ Les explorations fonctionnelles urodynamiques

L'exploration urodynamique est indispensable pour étudier l'équilibre vésicosphinctérien. Elle doit être pratiquée en dehors de toutes « épines irritatives » : infections urinaires, escarres, fécalomes, hémorroïdes, lithiases, tout ceci pouvant entraîner de la spasticité. Le patient sera informé de l'examen, des différentes séquences et des éléments qu'il peut apporter.

- *La cystométrie* renseigne sur la sensibilité, la réflectivité, le tonus du détrusor pendant le remplissage, la présence ou non de contraction détrusorienne, la compliance et la capacité vésicale fonctionnelle. Elle permet de trouver le meilleur mode de déclenchement mictionnel.
- *L'uréthrocystomanométrie avec électromyographie du sphincter strié* uréthral permet d'apprécier l'existence ou non d'une dyssynergie vésicosphinctérienne. Elle permet d'apprécier le comportement de l'urèthre au cours du remplissage.
- *La sphinctérométrie* mesure les pressions uréthrales depuis le col vésical jusqu'au méat uréthral. Elle permet de juger l'état des résistances sphinctériennes, des mécanismes d'occlusion concourant à la continence active ou passive.

Le bilan urodynamique peut parfois être complété par un bilan électrophysiologique et dans certains cas par un test pharmacologique avant la mise en route d'un traitement ou pour mieux l'adapter.

Prise en charge infirmière

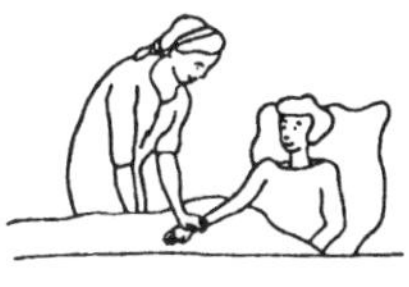

La vidange vésicale

C'est le maître mot face à une rétention aiguë d'urine. Elle est effectuée par sonde à demeure, par sondage intermittent ou par autosondage.

La sonde à demeure

Cette technique expose aux risques infectieux, ce qui implique des règles d'asepsie rigoureuses. Il est nécessaire de prévoir une aide ou au moins un plateau stérile où le matériel sera installé.

Il faut savoir que l'article 5 du décret du 7 juillet 1984 stipule que l'infirmière est habilitée à accomplir, en présence d'un médecin responsable pouvant intervenir à tout moment, le premier sondage vésical chez l'homme.

• *Le matériel*
- Sonde en latex siliconé CH 16 ou 14.
- Compresses stériles et champ stérile troué.
- Ampoule de vaseline.
- Gants stériles.
- Seringue remplie de 10 cc de sérum physiologique.
- Poche à urine munie d'un dispositif anti-reflux.

• *Le sondage*

Installation du malade :
- décubitus dorsal, jambes écartées, tendues, chez l'homme ;
- décubitus dorsal, jambes écartées, fléchies chez la femme.

L'infirmière se lave les mains, désinfecte la région autour du méat et le méat lui-même, termine la désinfection par un petit jet d'antiseptique, met les gants et installe le champ stérile. Chez l'homme, l'infirmière saisit la verge verticalement d'une main et de l'autre introduit doucement la sonde pour ne pas favoriser une contraction réflexe du sphincter strié. Si une résistance se fait sentir, ne pas forcer, attendre le relâchement du spasme. Le passage franchi, abaisser la verge pour effacer la courbure naturelle de l'urèthre. Faire progresser la sonde jusqu'au franchissement du col vésical et attendre l'écoulement de l'urine. Après écoulement, la sonde est introduite jusqu'à la fourche en Y. Le ballonnet est gonflé. La sonde est raccordée à la poche à urine.

Chez l'homme, la sonde est fixée sur l'abdomen afin d'éviter un escarre de l'urèthre et en laissant un peu de souplesse en prévention d'une éventuelle érection. Chez la femme, elle est fixée sur la face interne de la cuisse en veillant à ce qu'elle n'entraîne pas un élargissement du méat.

• *La surveillance de la sonde à demeure*
- Se laver les mains avant et après toute manipulation.
- La diurèse doit être maintenue à 2,5 l/jour ; on prévient ainsi le risque de dépôts calciques.
- Elle est maintenue ouverte en permanence ; il faut veiller à supprimer les coudes.
- La toilette intime et le nettoyage de la partie extériorisée de la sonde doivent être bi-quotidiens.
- Le changement de la sonde doit être régulier :
  - sonde en latex tous les trois à cinq jours ;
  - sonde en latex siliconé tous les dix jours.

Au changement de sonde, on laisse l'urèthre au repos environ deux heures pour dépister la réapparition d'une activité vésicale.

L'apparition d'une érection ou de réflexes anaux signe un réveil de l'activité vésicale. Tous les événements seront consignés sur le catalogue mictionnel. Le clampage pour rééducation est inutile et dangereux, pouvant induire une hyperactivité vésicale réactionnelle.

Le sondage intermittent

Il présente moins de risques infectieux que la sonde à demeure et évite les dépôts calciques sur la sonde.

Il s'agit soit de sondages à heures fixes dans le cadre de la programmation mictionnelle, ou toutes les trois heures comme mode de drainage à la phase de pré-rééducation vésicale ou de cathétérisme post-mictionnel en phase de rééducation.

Le sondage est effectué de manière stérile par l'infirmière qui en profite pour parler de l'autosondage au patient.

L'autosondage propre intermittent

Il est effectué par le sujet lui-même. Cette méthode demande un apprentissage. Les contre-indications de cette méthode sont :

- le refus du patient ou sa non-compréhension ;
- une impotence fonctionnelle trop importante ;
- des problèmes prostatiques, une orchiépididymite ;
- des impossibilités anatomiques.

L'infirmière éducatrice et conseillère

Une relation confiante patient-thérapeute est un préalable indispensable si l'on veut obtenir la motivation et la coopération du patient. Il faut aider le patient à connaître son trouble, lui enseigner les techniques adaptées et lui offrir la possibilité d'exprimer ses émotions et ses difficultés.

Comment reconnaître une sensation de besoin

Quel que soit le type de vessie, le malade apprend à guetter l'apparition d'une sensation témoin de la distension vésicale. Ce peut être une véritable perception du besoin ou une équivalence.

En cas de vessie de type central, l'infirmière explique et montre la présence de signes neurovégétatifs témoins d'une vessie pleine et qui lutte (brûlures, picotements sus-pubiens ou de la verge, ballonnement abdominal, fourmillements aux membres inférieurs).

Dans tous les cas de vessie neurologique, le patient doit apprendre et savoir :

- palper sa vessie ;
- reconnaître le moment où il doit procéder à une vidange vésicale.

La vidange sera autant que possible une miction, suivie si nécessaire d'un sondage. S'il n'y a pas de sensation de besoin, la technique envisagée sera la programmation mictionnelle.

L'apprentissage de l'autosondage

Le patient qui a une vessie neurologique doit autant que possible savoir se sonder lui-même. Cela témoigne de son autonomie et c'est aussi une sécurité, même lorsqu'il a retrouvé des mictions complètes. Il sait que, où qu'il soit, en cas de rétention, il saura exécuter le geste d'urgence qu'est la vidange vésicale.

L'apprentissage de l'autosondage demande à l'infirmière de la disponibilité et du tact. Elle doit être capable :

- d'expliquer la méthode ;
- d'enseigner les gestes techniques ;
- de contrôler et évaluer les résultats.

Pour être convaincante l'infirmière tiendra compte du psychisme du patient, à savoir :

- ses motivations ;
- l'acceptation de son handicap ;
- l'estime de soi ;
- le désir d'autonomie ;
- ses tabous.

L'autosondage fera partie de la vie quotidienne à court et moyen termes, parfois à long terme. Si le patient reste trop handicapé pour se sonder seul, il pourra se faire aider par la tierce personne qui restera près de lui lors du retour au domicile. L'infirmière est parfois amenée à enseigner la technique du sondage à une tierce personne.

- *Le matériel*

- Savon de Marseille pour lavage des mains.
- Alcool à 70° pour désinfection des mains.
- Solution antiseptique (Dakin, Bétadine gynécologique, Benzalkonium) pour la toilette des organes génitaux.
- Compresses stériles.
- Lubrifiant pour la sonde (huile de vaseline).
- Sonde stérile (béquillée ou non) de Charrière 10-12.
- Miroir (pour repérer le méat chez la femme).
- Verre gradué ou poche à urine pour mesurer le volume des mictions et/ou du résidu post-mictionnel.
- Feuille du catalogue mictionnel.

Le miroir peut rapidement devenir inutile, la femme ayant intégré cérébralement l'image et la place du méat urinaire.

- *La méthode*

L'infirmière donnera des explications simples sur l'anatomie et le fonctionnement de la vessie, l'utilisation et l'entretien du matériel, l'installation et les gestes à faire pour réaliser le sondage. Elle insistera sur les règles d'hygiène de la toilette intime. Le malade ouvre l'étui de la sonde par l'extrémité inférieure et raccorde le collecteur d'urines. D'une main, il dégage la sonde et de l'autre la lubrifie. La sonde est maintenue avec la compresse dans la main la plus habile. L'infirmière explique le parcours de la sonde à mesure que le malade la fait progresser jusque dans la vessie. La femme aura à placer son miroir avant de commencer le sondage. La vidange vésicale doit être complète. À l'arrêt de l'écoulement, le patient exerce une pression manuelle en regard de la région vésicale de façon à bien vider la vessie. Il clampe la sonde avec les doigts avant de la retirer doucement pour éviter l'écoulement de l'urine dans l'urèthre. Les urines sont mesurées et notées sur le catalogue mictionnel. Si la sonde doit être utilisée une nouvelle fois, elle est lavée à l'eau et au savon, séchée puis rangée dans un étui sec.

- *Les modalités de surveillance*

Le catalogue mictionnel *(tableau 13, p. 150)* sera tenu par le patient lui-même qui note :
- le volume des mictions et des résidus ;
- les fuites ;
- les besoins ou équivalents de besoin ;
- le mode de déclenchement ;
- la couleur, l'odeur, l'aspect des urines.

Un examen cytobactériologique des urines sera pratiqué une fois par mois.

L'autosondage propre intermittent est utilisé soit de façon définitive comme mode de vidange vésicale, ou lors de la rééducation vésicale pour assurer une vidange post-mictionnelle avec mesure du résidu.

La rééducation par programmation mictionnelle

Si la sensation de besoin n'apparaît pas rapidement, la vidange vésicale se fait à heures fixes. D'abord, un sondage ou un autosondage est pratiqué toutes les 3 heures ; si possible, une miction est déclenchée avant le cathétérisme. Ensuite, l'intervalle entre les vidanges est programmé en calculant la diurèse sur le catalogue mictionnel.

- *L'apprentissage mictionnel*

L'infirmière cherche avec le patient le moyen le plus efficace pour déclencher une miction et vider sa vessie le plus complètement possible.

Le cas d'une vessie de type central ou mixte

La percussion sus-pubienne est souvent le stimulus le plus efficace et le plus utilisé. Parfois des pressions successives sur la vessie suffisent pour déclencher le réflexe mictionnel.

- *La technique de la percussion sus-pubienne*

Il s'agit de tapotements sur toute la région hypogastrique avec le bord interne de la main, doigts serrés et tendus. Ces tapotements doivent être légers afin d'éviter un hématome et les ongles doivent être coupés courts pour éviter de petites ulcérations cutanées.

Quelles que soient les manœuvres choisies, elles doivent être faites jusqu'à ce que l'urine s'écoule et reprises si le jet s'affaiblit. L'infirmière cherche avec le patient la meilleure position afin d'avoir un périnée relâché au maximum.

Le cas d'une vessie de type périphérique ou mixte

Ce sont les forces de pression exercées sur la vessie qui permettent l'écoulement de l'urine. Pour les vessies de type mixte, le déclenchement se fait en stimulant le réflexe mictionnel comme pour les vessies automatiques ; puis la vidange s'effectue comme pour les vessies autonomes. L'infirmière choisit avec le malade la manœuvre de Valsalva ou la manœuvre de Crédé. L'objectif est d'obtenir la miction la plus facile et la plus complète possible.

- *La poussée abdominale de Valsalva*

C'est une poussée abdominale vigoureuse et prolongée par contraction du diaphragme et des abdominaux. Elle se fait en inspiration bloquée et ventre creux. Elle doit être associée à un soutien périnéal. La reprise du souffle interrompt la miction. La vidange est obtenue par une succession de poussées.

- *La manœuvre de Crédé*

C'est une pression manuelle sus-pubienne avec le bout des doigts et la paume de la main. La pression s'exerce de haut en bas jusqu'à écoulement des urines.

Ces manœuvres doivent être modérées dans leur intensité afin d'éviter la ptose des organes pelviens.

L'apprentissage mictionnel est complété par la prise en charge du catalogue mictionnel par le patient lui-même. La miction terminée est mesurée, ensuite l'autosondage permet d'éliminer le résidu et de le mesurer. Les premiers jours, l'infirmière assiste le patient lors de ses mictions, l'aide à les compléter, à améliorer sa technique et à calculer le résidu.

L'évolution de la rééducation est fonction du résidu post-mictionnel :

- résidu ≥ 350 ml -> 1 sondage à chaque miction ;
- résidu ≥ 200 ml -> 1 sondage 1 miction sur 2 ;
- résidu ≥ 100 ml -> 1 sondage par jour.

La réussite de la rééducation est l'obtention d'une miction satisfaisante, c'est-à-dire la moins dysurique et la plus complète possible suivie de 90 minutes de continence.

Les conseils pour le choix des palliatifs

Des fuites plus ou moins importantes et fréquentes peuvent persister malgré la rééducation. L'infirmière aura à dédramatiser ce désagrément en présentant toute une panoplie de protections. Elle saura proposer le palliatif le plus adapté à l'incontinence et à la morphologie du patient. Elle apprendra à l'homme à choisir la taille d'un étui pénien et à le mettre en place.

Conseils pour une autosurveillance

L'infirmière saura convaincre le patient que, s'il se prend bien en charge, les résultats obtenus persisteront. Elle lui enseignera :

- comment prévenir et dépister une infection urinaire ;
- comment éviter les escarres ;
- comment éviter les fécalomes.

Elle conseillera des contrôles bactériologiques et radiologiques périodiques. Elle conseillera un suivi régulier en consultation spécialisée, en prenant soin d'amener un catalogue mictionnel récent sur 48 heures.

L'analyse et l'élaboration du plan des soins

Le diagnostic infirmier et le plan des soins sont présentés sur le *tableau 14 p. 150.*

Munie de connaissances suffisantes l'infirmière pourra aborder le problème sphinctérien et adapter ses actions de soins.

Quel que soit le type de vessie, les moyens mis à sa disposition sont les suivants :

- l'entretien avec le patient ;
- l'examen minutieux :
  - de son corps ;
  - des fonctions végétatives ;
  - de sa motricité ;
- l'observation de son comportement psychologique ;
- l'utilisation des résultats des examens paracliniques et du dossier médical.

L'entretien est le moment décisif dont va dépendre la relation de confiance patient-thérapeute. Il permet de mesurer la motivation du patient, l'impact psychologique des troubles ainsi que les signes cliniques ressentis.

Une fiche de recueil des données est un bon moyen pour faciliter l'élaboration du plan des soins en vue de soulager le patient dans l'immédiat, puis d'envisager avec le médecin le début d'une rééducation vésicale.

Conclusion

La rééducation des vessies neurologiques exige une bonne connaissance :

- des troubles vésicosphinctériens et de leur étiologie ;
- des techniques spécifiques de prise en charge ;
- du malade lui-même.

Durant toute cette prise en charge, l'infirmière saura être attentive au psychisme de son patient. Sans cesse elle l'encouragera, le félicitera de ses réussites, n'omettra pas de remarquer verbalement une amélioration.

La rééducation se déroule parfois avec des périodes de régression passagère ; il ne faudra pas laisser sombrer le patient dans le désespoir. Sa motivation et sa collaboration sont indispensables à la réussite.

L'infirmière, technicienne, éducatrice, conseillère en rééducation de vessie, acquerra avec l'expérience une réelle expertise.

Heures	Besoin + ± –	Volume miction	Volume résidu	Fuites + ++ +++	Quantité boissons	Observations
						urines : couleur odeur besoin impérieux équivalents besoin poussée nombre de jets qualité du jet
		total	total			
		= **Diurèse**				

Tableau 13 : Fonction urinaire (catalogue mictionnel sur 24 heures)

Examen corporel	
Peau sèche moite rougeur escarre œdème	*Articulations* mobiles bloquées
Vessie globe vésical palpation souple	*Muscles* hypertoniques spastiques flasques
Anus fermé béant hémorroïdes	**Recherche d'hyperréflexie autonome (HRA)** HTA bouffées de chaleur sueurs horripilation

Tableau 14 : Fiche infirmière - Examen du patient

Prendre en charge un patient atteint de sclérose en plaques

Actes professionnels [1]

- Noter l'apparition et l'évolution des signes associés et parallèlement demander au patient de signaler toute modification de son état
- Préparer le patient aux examens complémentaires
- Instaurer le traitement, en surveiller l'efficacité et les effets secondaires
- Envisager une rééducation en fonction du déficit
- Pallier le déficit d'autosoins si besoin, tout en préservant une autonomie maximale
- Offrir un soutien psychologique important au patient et à sa famille
- Donner au patient et à sa famille des informations sur les associations existantes

Diagnostics infirmiers prévalants

- Altération de la mobilité physique
- Incapacité (partielle ou totale) d'organiser et d'entretenir le domicile
- Anxiété

1. Cette liste d'« actes professionnels » se rapporte aux *poussées évolutives.* En ce qui concerne les actes professionnels de la *phase d'autonomie déficitaire,* se reporter aux « actes » du chapitre 8 : Paraplégie.

14

Connaissances requises

- Définir la sclérose en plaques et en expliquer brièvement la physiopathologie
- Citer les signes cliniques et envisager l'évolution de la pathologie
- Citer les examens à visée diagnostique
- Énumérer les traitements spécifiques et la surveillance qui s'y rapporte
- Justifier les soins de nursing à entreprendre auprès des patients
- Citer les associations existantes

▲ Sclérose en plaques

Introduction - Épidémiologie

La sclérose en plaques (SEP) est une maladie neurologique fréquente : on estime qu'elle touche en France environ 50 000 patients, ce qui correspond à une prévalence de 1 cas pour 2 000 habitants.

C'est une maladie de l'adulte jeune. Dans la grande majorité des cas, les premiers troubles apparaissent entre 20 et 30 ans ; les femmes sont plus souvent atteintes que les hommes (environ 2 femmes atteintes pour un homme).

La SEP a une répartition mondiale, mais sa fréquence varie selon les régions du globe : elle est notamment plus élevée en Europe et en Amérique du Nord, beaucoup plus faible en Afrique.

Les lésions neuropathologiques fondamentales de la maladie sont les *plaques de démyélinisation*. Ces plaques sont des lésions focales, habituellement multiples, du système nerveux central (SNC). Leur taille varie de quelques millimètres à quelques centimètres et leur localisation est périveineuse. L'atteinte élective de la myéline et de l'oligodendrocyte (l'oligodendrocyte est la cellule myélinisante du SNC) avec respect des axones réalise la classique dissociation myélino-axonale. Ces lésions siègent dans la substance blanche du SNC.

Contrairement aux maladies dégénératives qui détruisent de façon irrémédiable les neurones, la SEP ne touche que la gaine qui entoure les axones, c'est-à-dire les prolongements du neurone. Il s'agit d'une maladie *inflammatoire démyélinisante* dans laquelle existent des possibilités d'amélioration spontanée. Ces améliorations peuvent être liées soit à la disparition de l'élément inflammatoire, soit à la réparation de la gaine de myéline par les cellules qui la synthétisent, les oligodendrocytes *(figure 28)*.

La SEP est connue depuis la seconde moitié du XIXe siècle grâce aux travaux de Cruveilhier puis de Charcot à l'hôpital de la Salpêtrière, mais sa cause reste inconnue. Plusieurs hypothèses coexistent : maladie virale, peut-être contractée dans l'enfance, ou maladie auto-immune. En outre, même s'il ne s'agit pas d'une maladie héréditaire, il existe probablement des gènes de susceptibilité qui favorisent l'apparition de la maladie. Dans une optique uniciste, on peut envisager le schéma étiologique suivant : infection virale entraînant, chez un individu présentant une susceptibilité génétique à la maladie, l'apparition d'une maladie auto-immune avec destruction élective de la myéline du système nerveux central.

▲ Les signes neurologiques

Ils sont extrêmement variés car ils dépendent uniquement de la localisation des lésions dans le SNC : il peut s'agir de *troubles moteurs* (monoparésie, paraparésie), de *troubles sensitifs* dont certains sont très évocateurs du diagnostic, comme la sensation d'avoir une toile d'araignée sur le visage ou de sentir des ruissellements d'eau sur les membres. Souvent la maladie débute par une atteinte du nerf optique : c'est *la névrite optique rétrobulbaire* qui se traduit par une diminution de l'acuité visuelle d'un œil, souvent associée à une douleur orbitaire ou périorbitaire et à un trouble de la vision des couleurs. Si la lésion touche le cervelet, apparaît alors un *trouble de la coordination* qui peut toucher un hémicorps ou les quatre membres. Les *troubles sphinctériens* à type d'impériosités urinaires avec fuites sont fréquents.

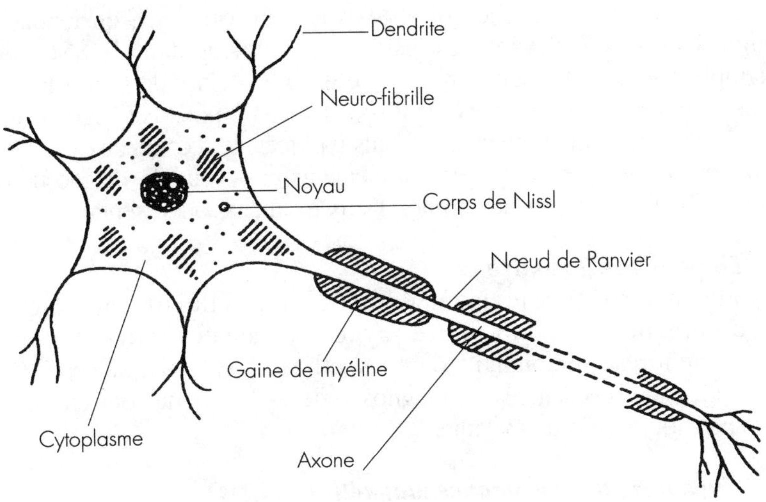

Figure 28 : Cellule nerveuse

Ce qui est très évocateur du diagnostic, c'est la multiplicité des atteintes neurologiques et leur évolution dans le temps. En effet, dans la grande majorité des cas, la maladie évolue au cours des premières années sous forme de *poussées régressives* (ce sont les formes dites *rémittentes*). Chaque poussée dure environ deux à quatre semaines puis régresse sans laisser de séquelles. Cependant, après quelques années, la maladie évolue et les poussées commencent à ne régresser qu'imparfaitement, avec constitution d'un handicap progressivement croissant. Les formes ayant ce type d'évolution, que l'on peut d'ailleurs observer d'emblée, sont appelées *formes rémittentes - progressives.*

Enfin certaines formes plus rares ont une évolution progressive d'emblée : les troubles ne régressent jamais et s'aggravent de façon plus ou moins rapide. Ce sont les *formes progressives.*

Il existe donc une très *grande variabilité* évolutive de la SEP et il est impossible de prévoir, lorsque l'on voit un patient au début de sa maladie, quel en sera le mode évolutif.

La SEP est imprévisible dans sa gravité et tous les intermédiaires existent entre les formes bénignes (qui ne donnent au cours de toute une vie que trois ou quatre poussées entièrement résolutives) et les formes dramatiques conduisant en quelques années à un état grabataire. Aucun élément clinique ou paraclinique ne permet actuellement en début d'évolution d'avoir un pronostic sur la gravité de la maladie.

▲ Le diagnostic

Le plus souvent, aucun examen complémentaire n'est nécessaire pour affirmer un diagnostic qui reste avant tout clinique : on retient le diagnostic de SEP devant des lésions disséminées dans le SNC (par exemple une atteinte d'un nerf optique et une atteinte de la moelle), et dans le temps (symptômes évoluant sous forme de poussées régressives).

Cependant, dans certains cas moins typiques, le recours aux examens complémentaires peut apporter des éléments en faveur du diagnostic de SEP, ou éliminer d'autres diagnostics. Deux examens sont essentiels.

→ *La ponction lombaire*

Elle montre typiquement une réaction cellulaire modérée à prédominance lymphocytaire avec un aspect oligoclonal à l'électrophorèse témoignant d'une synthèse locale d'anticorps. Ces anomalies sont évocatrices du diagnostic de SEP mais ne sont en aucun cas spécifiques de cette maladie.

→ *L'imagerie par résonance magnétique (IRM)*

Les lésions apparaissent comme des hypersignaux sur les séquences pondérées en T2. Ces hypersignaux sont typiquement nombreux et leur localisation est périventriculaire, dans la substance blanche des deux hémisphères. Là encore, si ces anomalies sont évocatrices du diagnostic, elles peuvent s'observer dans d'autres pathologies (maladies infectieuses, vascularites d'origine immunologique, etc.) et ne sont pas spécifiques du diagnostic. L'IRM a considérablement modifié nos connaissances sur l'évolution de la maladie, en montrant la fréquence des lésions observées en IRM et cliniquement silencieuses

▲ Le traitement

Il faut distinguer les traitements des poussées et les traitements de fond.

→ *Les traitements des poussées*

Ils reposent tous sur l'utilisation de corticoïdes : corticoïdes par voie orale (Solupred ou Cortancyl), corticoïdes par voie intramusculaire (Synacthène® ou Solu-Médrol®), corticoïdes par voie intraveineuse (Solu-Médrol®). Les voies d'administration et les dosages varient d'un centre hospitalier à l'autre, mais les schémas thérapeutiques les plus classiques sont les suivants : Solu-Médrol® IV : 1 g par jour pendant trois jours dans une perfusion de 250 ml de glucosé à 5 %, ou 500 mg par jour pendant six jours. Ce traitement est indiqué en cas de poussée sévère (par exemple, baisse importante de l'acuité visuelle liée à une névrite optique, gêne motrice réduisant considérablement le périmètre de marche).

Il ne s'agit pas d'un traitement d'urgence et il est souvent préférable d'attendre quelques jours pour savoir si le patient n'a pas une amélioration spontanée de ses troubles.

Dans la majorité des cas, ce traitement à fortes doses n'est pas suivi d'un relais par une corticothérapie orale. Cependant, dans certaines formes sévères, on peut être amené à proposer une corticothérapie de plus longue durée.

Le mode d'action des corticoïdes est probablement lié à leur action anti-inflammatoire. Ils agissent sur l'élément inflammatoire œdémateux de la lésion. Ils ont donc une efficacité immédiate en réduisant la durée d'une poussée. En revanche, ils n'ont aucune efficacité à moyen et long termes sur l'évolution de la maladie.

→ ***Les traitements de fond***

Aucun traitement de fond n'a encore réellement fait la preuve de son efficacité. De très nombreux essais thérapeutiques sont en cours, en Europe et aux États-Unis. Ces essais sont pour la plupart réalisés en double aveugle contre placebo. Parmi ces essais, nombreux sont ceux qui testent l'efficacité de différents immunosuppresseurs (Endoxan®, Mitoxantrone par exemple). Très récemment, les résultats de l'essai américain du Bêta-Interféron a donné des résultats qui semblent intéressants dans les formes évoluant par poussées, en réduisant de façon significative leur fréquence.

Un essai européen devrait débuter prochainement.

→ ***Les autres traitements symptomatiques***

D'autres traitements sont symptomatiques, c'est-à-dire qu'ils ne traitent pas la cause mais sont destinés à améliorer certains symptômes de la maladie.

- *Le traitement antispastique* (Liorésal®, Dantrium, Valium®) indiqué lorsqu'existe une raideur importante des membres inférieurs.

- *Les médicaments à visée urologique* (Ditropan, Xatral® par exemple) destinés à améliorer le fonctionnement sphinctérien. Lorsque les troubles urinaires ne sont pas améliorés par ces traitements, il est envisageable, dans certains cas, de recourir aux autosondages, souvent très efficaces et bien tolérés. De toute façon, chez ces patients ayant une vessie neurologique, il est important de surveiller régulièrement la stérilité des urines.

- *Les antidépresseurs*, afin d'améliorer l'état thymique de ces patients souvent jeunes et confrontés à une maladie chronique et invalidante. La psychothérapie de soutien est souvent d'une grande aide lors de certaines étapes de la maladie (annonce du diagnostic, installation d'un handicap permanent modifiant l'activité socioprofessionnelle).

• *La rééducation* est un aspect important de la prise en charge thérapeutique. Il est important de conseiller aux patients des séances de rééducation assez courtes (1/2 heure au maximum) ou des séances longues mais entrecoupées de pauses permettant de respecter la fatigabilité de ces patients.

La rééducation en force (poulie, bicyclette) est déconseillée car elle peut favoriser la spasticité des membres inférieurs.

▲ Conclusion

→ ***Quand donner le diagnostic à un patient ?***

C'est une question difficile à laquelle les médecins n'apportent pas tous la même réponse. Il n'est pas souhaitable d'annoncer le diagnostic lors de la première poussée. En effet il peut y avoir un intervalle de dix ans entre la première et la seconde poussée, et il n'est probablement pas raisonnable d'imposer au patient l'angoisse de la future poussée vécue comme une véritable « épée de Damoclès ». En revanche, un peu plus tard, il est important de ne pas trop tarder à donner ce diagnostic : d'une part parce que l'absence de diagnostic est souvent plus angoissante qu'un diagnostic bien expliqué chez un patient qui a pris conscience qu'il avait une maladie neurologique, d'autre part parce qu'un reclassement professionnel s'impose parfois chez des patients qui ont une activité professionnelle très physique et qu'il n'est pas bon de faire ce reclassement professionnel trop tard.

→ ***Quels conseils de vie donner aux patients atteints de sclérose en plaques ?***

Les patients sont souvent désireux d'avoir une « règle de vie » avec des conseils hygiéno-diététiques. Il faut leur expliquer qu'aucun régime alimentaire n'est utile mais qu'en revanche ils doivent adapter leur vie familiale et professionnelle à leur fatigabilité. Il faut donc leur conseiller de se reposer par périodes au cours de la journée. Il est aussi important de les inciter à éviter les grosses chaleurs, qui accentuent les symptômes de la maladie en ralentissant la conduction de l'influx nerveux.

Prise en charge infirmière

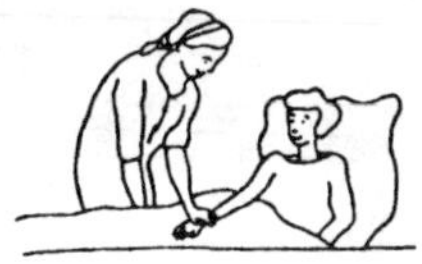

La prise en charge infirmière est dictée par le degré de déficit neurologique du patient.

Les troubles étant essentiellement moteurs et/ou sensitifs, visuels et sphinctériens, les soins de nursing visent toujours à préserver l'autonomie maximale du patient, tout en assurant les soins de suppléance nécessaires. Les soins infirmiers ne revêtant donc pas dans ce domaine un caractère spécifique, l'étudiant se reportera aux soins infirmiers concernant l'hémiplégie et la paraplégie.

Cependant, il faut noter qu'un accompagnement psychologique est indispensable du fait de la modification brutale du schéma corporel. Cet accompagnement aura notamment pour objectif de permettre au patient d'exprimer ses craintes et ses difficultés et de favoriser l'acceptation de cette pathologie souvent très invalidante.

III

COMPÉTENCES INFIRMIÈRES EN NEUROCHIRURGIE

Prendre en charge un patient présentant un traumatisme crânien avec perte de connaissance

Actes professionnels

- Installer le patient en préservant les fonctions vitales
- Participer au bilan des lésions
- Surveiller les réactions neurologiques d'aggravation
- Signaler immédiatement toute aggravation au médecin
- Accueillir la famille d'un traumatisé crânien.

Diagnostic infirmier prévalant

- Perturbation de la dynamique familiale

1

Connaissances requises

- Identifier les éléments anatomiques osseux, parenchymateux du cerveau
- Citer les lésions cérébrales et les complications liées au traumatisme crânien
- Énoncer les éléments de la surveillance neurologique
- Interpréter les résultats de la surveillance neurologique

▲ Traumatisme crânien

Le traumatisme crânien représente 1/3 à 1/4 des morts d'origine traumatique. La majorité des traumatismes crâniens est en rapport avec un accident de la circulation. Les moyens de prévention (limitation de vitesse et ceinture) sont à l'origine d'une diminution de fréquence des traumatismes crâniens.

La surveillance neurologique d'un traumatisé crânien est capitale car, à tout moment, il peut se produire une aggravation brutale nécessitant une intervention chirurgicale de première urgence.

▲ Rappel anatomique

- *Le crâne* est formé de huit os :
- le frontal : il forme le front, une partie des orbites et des fosses nasales ;
- l'ethmoïde : il forme une partie des fosses nasales ;
- le sphénoïde : son corps est creusé d'une cavité, la *selle turcique* qui loge la glande hypophyse ;
- l'occipital : il est percé d'un orifice : le *trou occipital* par où l'encéphale intracrânien se continue par la moelle intrarachidienne ;
- les pariétaux ;
- les temporaux : chaque temporal comprend trois os soudés : l'*écaille*, le *rocher*, le *tympan*.

Ces huit os forment la boîte crânienne avec un plafond : la voûte crânienne et un plancher : la base du crâne *(figures 29 a et b).*

- *Le cerveau* est logé dans la partie antérieure du crâne : la loge cérébrale. Il comprend deux hémisphères cérébraux. Chaque hémisphère est divisé en lobes : frontal, pariétal, occipital, temporal, de l'insula, du corps calleux.

À l'intérieur du cerveau existent des cavités : les *ventricules latéraux* qui communiquent avec le 3e ventricule par le *trou de Monro.* Le 3e ventricule communique avec le 4e ventricule (situé au niveau du tronc cérébral) par l'*aqueduc de Sylvius.*

- *Le cervelet* est situé sous le cerveau dans la loge cérébelleuse dont il est séparé par une cloison formée par les méninges, la *tente du cervelet.*

- *Le tronc cérébral* comprend : le bulbe rachidien d'où émergent les *nerfs crâniens*, la protubérance annulaire, les pédoncules cérébraux *(figures 30, 31, 32, p. 166 et 167).*

- *Les méninges* : cerveau et moelle sont dans leurs cavités osseuses enveloppées par trois tuniques, les *méninges* : dure-mère, pie-mère, arachnoïde *(figure 33, p. 167).*

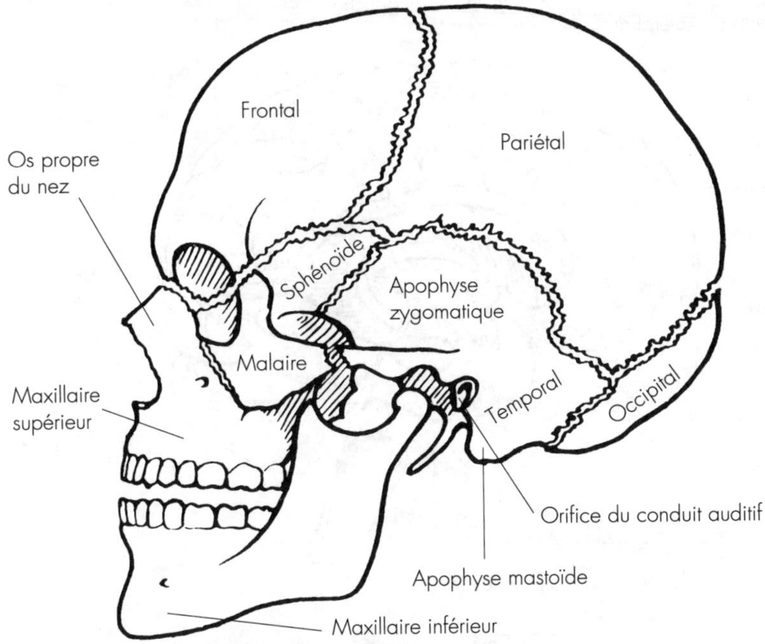

Figure 29 a : Tête vue d'ensemble (face gauche)

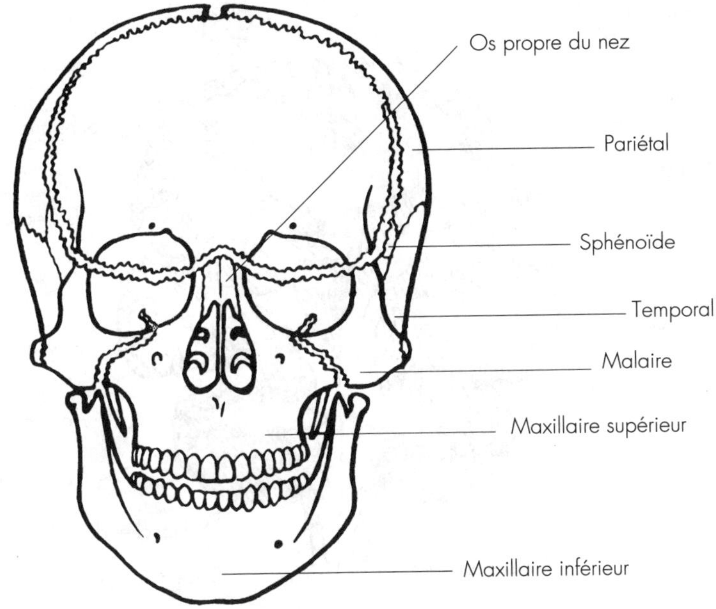

Figure 29 b : Os désarticulés de la face

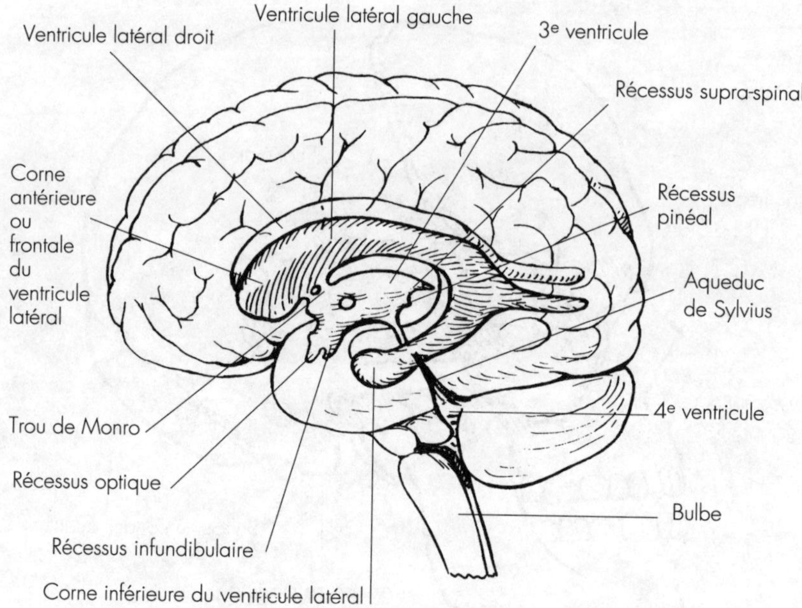

Figure 30 : Configuration intérieure du cerveau
(les cavités ventriculaires vues par transparence)

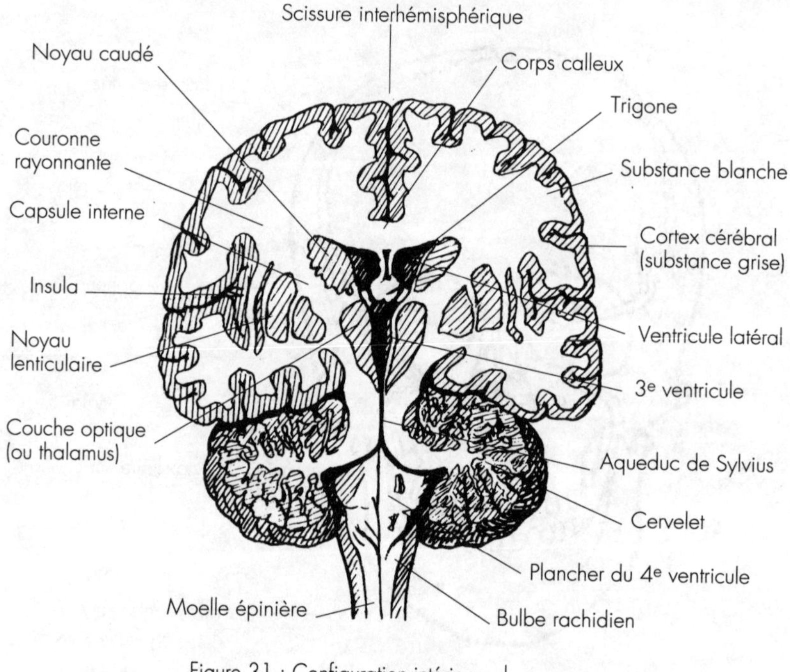

Figure 31 : Configuration intérieure du cerveau
(coupe frontale passant par les ventricules et l'acqueduc de Sylvius)

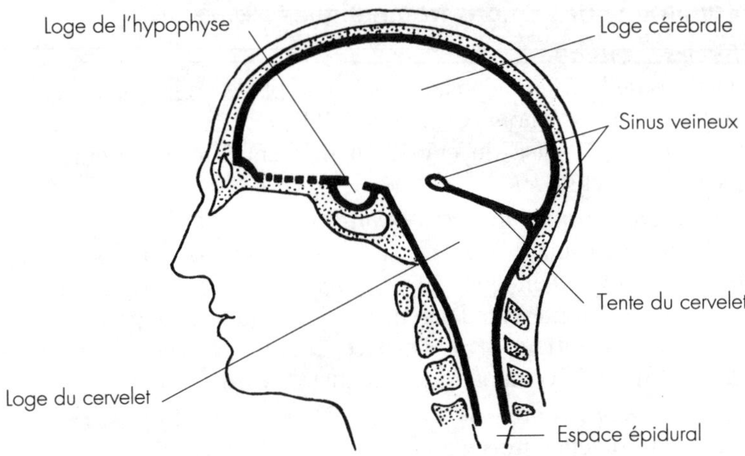

Figure 32 : La dure-mère crânienne et les loges du crâne

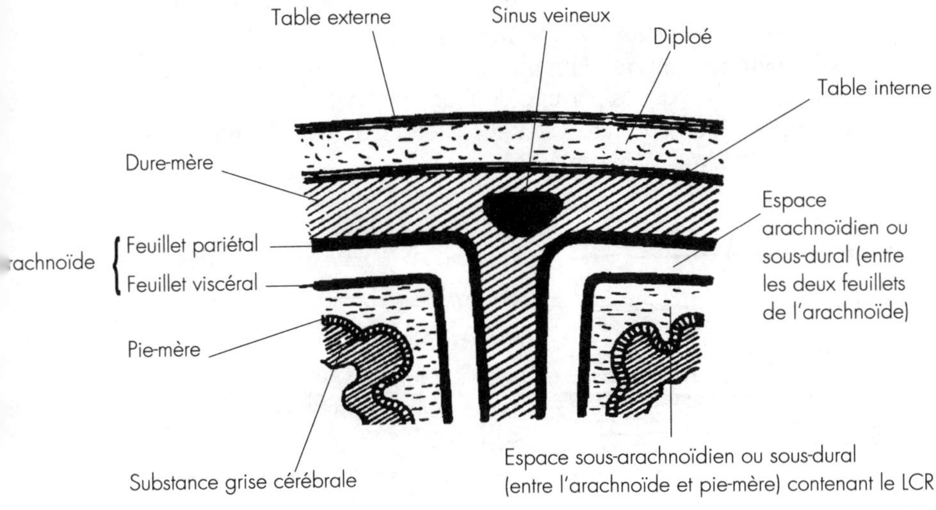

Figure 33 : Disposition des méninges

- *Dure-mère* : membrane fibreuse épaisse en contact avec l'os, émet des expansions qui cloisonnent la cavité du crâne (faux du cerveau, tente du cervelet, tente de l'hypophyse) et forment les loges cérébrales, cérébelleuses et la loge hypophysaire. Dans son épaisseur cheminent des conduits sanguins : *les sinus veineux*.
- *Pie-mère* : membrane mince qui tapisse entièrement l'axe cérébro-médullaire.
- *Arachnoïde* : formée de deux feuillets, l'un pariétal accolé à la face profonde de la dure-mère, l'autre viscéral séparé de la pie-mère par un espace : l'espace sous-arachnoïdien où s'écoule le liquide céphalo-rachidien.

▲ L'anatomie des lésions traumatiques *(figure 34)*

- *Lésions osseuses :*
  - fractures de la voûte du crâne : risque de plaies artérioméningées qui entraînent un hématome extradural (HED) ;
  - fractures de la base du crâne qui peuvent être à l'origine d'une méningite bactérienne.
- *Lésions endocrâniennes extracérébrales :*
  - collection hématique siégeant dans l'espace extradural : se constitue le plus souvent en quelques heures par rupture d'un vaisseau méningé. Elle représente l'urgence neurochirurgicale type ;
  - collection hématique dans l'espace intradural : l'hématome sous-dural aigu est d'évolution moins rapide.
- *Lésions cérébrales :*

  Elles se résument à trois grands types.
  - Les contusions : conséquence du choc entre le cortex et la paroi interne de la boîte crânienne. Ce sont des lésions en foyer, hémorragiques en totalité ou en partie seulement. Les contusions *peuvent être* associées à un *hématome sous-dural aigu.*
  - les hématomes intracérébraux : sont dus à des phénomènes de cisaillement provoqués par une décélération brutale.
  - La turgescence cérébrale est une réaction diffuse du traumatisme souvent observée chez l'enfant.

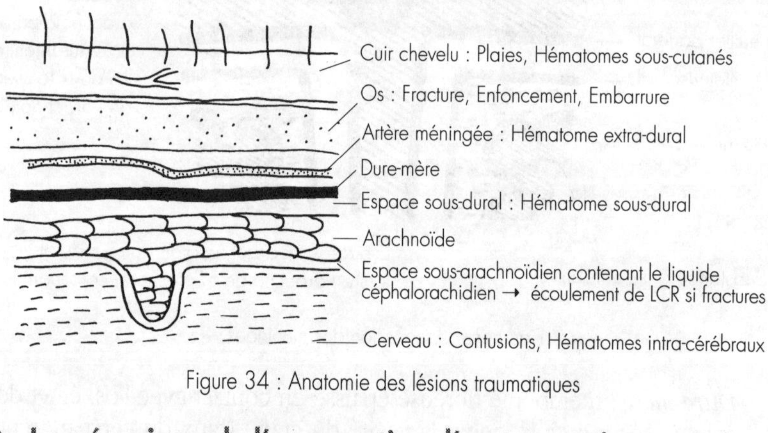

Figure 34 : Anatomie des lésions traumatiques

▲ Le mécanisme de l'aggravation d'un traumatisme crânien

Toutes les lésions intracrâniennes peuvent être responsables d'une hypertension intracrânienne. En effet, en raison du caractère inextensible du crâne, une pression intracrânienne normale ne peut être maintenue que si la somme des volumes des différents constituants (sang, liquide céphalorachidien, cerveau) reste constante. En cas de traumatisme, l'association des lésions initiales (contusions) et secondaires (œdèmes) et la survenue éventuelle de collections hématiques aboutit à une augmentation plus ou moins rapide et importante de la pression intracrânienne.

Cette hypertension, lorsqu'elle devient trop importante, est responsable d'engagements :

- l'engagement temporal, par exemple à l'occasion d'un *hématome extradural*, qui entraîne une compression du mésencéphale par la partie interne du lobe temporal ;
- l'engagement central, conséquence d'une hypertension intracrânienne diffuse au niveau hémisphérique, qui entraîne une souffrance progressive de haut en bas des structures axiales (de haut en bas : le diencéphale, le mésencéphale, la protubérance et le bulbe).

Tous les traumatisés crâniens ayant eu une perte de connaissance, sont gardés en observation pour une durée minimale de 48 heures.

Au cours des premières heures, la principale complication est l'hématome extradural qui nécessite une intervention chirurgicale immédiate.

Il s'agit d'un traumatisé crânien ayant eu une perte de connaissance de courte durée au moment du traumatisme. Si les clichés du crâne montrent une fracture le plus souvent dans la région temporale, ce blessé peut présenter un hématome extradural

Après un intervalle libre (temps évalué entre la reprise de la conscience après la perte de connaissance initiale et les premiers signes d'altération de la conscience) d'environ une heure, on note :

- une altération de la conscience ;
- l'apparition d'un déficit moteur du côté opposé à la fracture ;
- une dilatation pupillaire du côté de la fracture.

L'évolution se fait très rapidement vers un engagement cérébral. L'hématome doit donc être évacué dès les premiers signes d'aggravation car le pronostic de l'hématome extradural est tout à fait favorable lorsque le malade est opéré précocement. Il est donc capital que ces blessés soient surveillés en permanence.

La prise en charge d'un traumatisé crânien grave (soit dans le coma d'emblée ou évoluant vers le coma) s'effectue dans les mêmes conditions que la surveillance post-opératoire en chirurgie crânienne (*cf.* chapitre 2).

Le pronostic est fonction de certains éléments :

- la profondeur du coma. Quel que soit le grade du coma, des séquelles neurologiques modérées peuvent être constatées ;
- les lésions cérébrales diffuses non opérables sont de mauvais pronostic ;
- l'âge et le terrain jouent un rôle déterminant, les chances de récupération sont plus grandes chez le sujet jeune.

Prise en charge infirmière

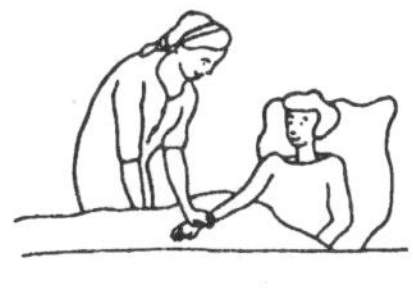

Installer le patient

Le patient est installé tête surélevée à 30° afin d'assurer un meilleur drainage du sang veineux intracérébral

Participer au bilan des lésions

- Interroger le patient, l'entourage, la famille sur les circonstances de l'accident.
- Rechercher une plaie, un hématome, une épistaxis, une otorragie, des ecchymoses orbitaires, un écoulement du liquide céphalorachidien au niveau du nez et des oreilles.
- Alerter le service de radiologie et préparer les bons de radio demandées par le médecin :
  - radio du crâne face et profil ;
  - radio des poumons ;
  - scanner.
- Réaliser les prélèvements sanguins afin de vérifier l'état général du patient en vue d'une intervention chirurgicale :
  - groupage Rhésus ;
  - numération formule sanguine - hématocrite ;
  - bilan hémostase ;
  - ionogramme ;
  - glycémie ;
  - créatininémie ;
  - protidémie ;
  - bilan lipidique ;
  - bilan hépatique ;
  - bilan cardiaque ;
  - gazométrie.

Surveiller le traumatisé crânien

- La recherche des troubles de la vigilance se fonde sur des réponses verbales, motrices et ouverture des yeux à des stimulations auditives et douloureuses (score de Glasgow). Le seuil de gravité maximal étant 3, un patient est dit « comateux » si le score de Glasgow est inférieur à 7, sachant que le score de Glasgow peut varier de 3 (gravité maximale) à 15 (gravité minimale) *(tableau 15, p. 171)*.
- La recherche des signes oculaires correspond à l'exploration des structures axiales, donc à la recherche d'un engagement :
  - taille des pupilles ;
  - réactivité à la lumière : réflexe photomoteur.
- L'exploration des grandes fonctions neurovégétatives fait partie de l'examen neurologique. On étudie :
  - la respiration : rythme (polypnée, irrégularités pauses) ;
  - la circulation : TA et pulsations ;
  - la température ;
  - la diurèse.

Accueillir la famille et l'entourage

Le premier contact entre la famille de la personne soignée et l'équipe soignante est primordiale. L'infirmière se trouve face à des personnes totalement bouleversées et très inquiètes.

Lors du premier contact, l'infirmière doit rassurer la famille et expliquer brièvement les examens et les soins réalisés, affirmer que tout est mis en œuvre pour prendre en charge efficacement le patient. L'infirmière ménage un entretien avec le médecin qui verra la famille notamment pour l'informer du pronostic.

C'est grâce à un accueil de qualité que vont se créer des conditions favorables à l'établissement de relations satisfaisantes tout au long du séjour du patient et se renforcer la communication entre la famille et l'équipe soignante.

Ouverture des yeux	**Réponse verbale**	**Meilleure réponse motrice**
		6 Obéit Obéit à l'ordre oral
	5 Orientée Le malade a conscience de soi et de son environnement	**5** Orientée À au moins 2 endroits le mouvement de flexion tend à faire disparaître la cause de douleur là où elle se trouve : réponse orientée
4 Spontanée Ouverture spontanée des yeux avec respect des cycles éveil/sommeil	**4** Confuse Conversation possible mais signes de confusion et de désorientation	**4** Évitement Pas de réponse orientée mais flexion rapide du coude avec évitement
3 Au bruit À la parole	**3** Inappropriée Mots incompréhensibles mais conservation impossible	**3** Décortication Membre supérieur : réponse en flexion lente Membre inférieur : extension
2 À la douleur Provoquée par un stimulus nociceptif au niveau des t membres ou du tronc	**2** Incompréhensible Mots incompréhensibles (gémissements - grognements	**2** Décérébration Membre supérieur : rotation interne et hyper-extension Membre inférieur : extension et flexion plantaire
1 Jamais	**1** Rien	**1** Rien

Tableau 15 : Échelle de Glasgow

Surveiller un patient en postopératoire d'une chirurgie crânienne

Actes professionnels

- Installer le patient
- Évaluer les modifications neurologiques
- Surveiller les fonctions neurovégétatives
- Appliquer le traitement prescrit
- Appliquer les soins préventifs d'escarres
- Éviter les complications infectieuses
- Assurer l'équilibre nutritionnel
- Communiquer avec le patient

Diagnostics infirmiers prévalants

- Risque élevé de syndrome d'immobilité
- Altération de la communication verbale

2

Connaissances requises

- Justifier l'installation de l'opéré
- Décrire les éléments de la surveillance neurologique
- Décrire les éléments de la surveillance neurovégétative
- Connaître les principes de la thérapeutique utilisée :
  – anti-épileptique ;
  – anti-œdème ;
  – sédation
- Citer les soins infirmiers préventifs des complications liées au patient comateux et concernant l'hydratation, la nutrition, l'état cutané, les infections respiratoires et urinaires
- Décrire les différents moyens de communication avec le patient

▲ Suites postopératoires d'une chirurgie crânienne

Les pathologies relevant d'une chirurgie crânienne sont :
- les tumeurs cérébrales primitives ou secondaires ;
- les épanchements hématiques :
  - hématome extradural ;
  - hématome sous-dural ;
  - hématome intracérébral.
- les malformations vasculaires :
  - anévrisme ;
  - angiome.

▲ Les tumeurs cérébrales

Il en existe une très grande variété mais les plus fréquemment rencontrées sont :
- pour les tumeurs bénignes :
  - les méningiomes ;
  - les neurinomes ;
  - les tumeurs de l'hypophyse (*cf.* chapitre 4) ;
- pour les tumeurs malignes :
  - les tumeurs gliales ;
  - les métastases cérébrales.

→ ***Le méningiome*** est une tumeur bénigne développée à partir des méninges qui évolue le plus souvent extrêmement lentement. La symptomatologie est fonction de la localisation, elle est parfois comitiale uniquement. Le traitement de ces tumeurs est essentiellement chirurgical mais peut faire appel à d'autres techniques (embolisation, radiothérapie classique ou radiothérapie stéréotaxique [1])

Les méningiomes touchent surtout les femmes et représentent 15 % des tumeurs cérébrales de l'adulte.

→ ***Le neurinome*** est une tumeur bénigne développée aux dépens de la gaine de Schwan. Au niveau intracrânien, sa localisation la plus fréquente siège sur le VIII (nerf cochléovestibulaire).

Le principal signe d'appel est une hypoacousie unilatérale. Son traitement est essentiellement chirurgical, mais si son volume reste restreint, il est accessible aux techniques de radiothérapie stéréotaxique.

→ ***Les tumeurs gliales*** : astrocytomes et oligodendrogliomes. Ces deux termes désignent un type de tumeurs développées aux dépens des

1. Radiothérapie stéréotaxique : technique d'irradiation en condition stéréotaxique qui permet de délivrer une très forte dose de rayons au niveau d'une zone cible en épargnant le tissu sain adjacent. Ce traitement peut être délivré en plusieurs séances ou une seule (radiochirurgie).

cellules gliales étoilées : les astrocytes ou les oligodendrogliocytes. Leur agressivité est variable et prévisible en fonction de critères anatomo-pathologiques bien définis. Les circonstances de découverte diffèrent en fonction de leur localisation ; il s'agit très souvent d'une comitialité tardive isolée. Les moins agressives, parfois qualifiées « d'astrocytomes bénins » ont une médiane de survie voisine de cinq ans. La médiane des plus malins (glioblastomes) se situe aux alentours de quinze mois. Les diverses armes thérapeutiques (chirurgie, radiothérapie conventionnelle, chimiothérapie pour certains) ne sont que d'une efficacité relative.

→ ***Les métastases cérébrales*** sont des localisations cérébrales de cancers périphériques. Chez la femme, ce sont les cancers du sein qui donnent le plus de métastases cérébrales. Chez l'homme, ce sont les cancers bronchiques. La sympatomatologie initiale est fonction de la localisation ; il s'agit très souvent d'une comitialité tardive. Le traitement chirurgical d'une localisation unique et accessible chez un patient en bon état général est envisageable. Dans le cas contraire, le recours à une radio-thérapie conventionnelle ou en condition stéréotaxique (pour moins de trois localisations) se discute. L'existence de localisations secondaires d'un cancer traduit son évolution déjà avancée et, dans la majorité des cas, le pronostic global reste très sombre quelle que soit la thérapeutique engagée.

▲ Les collections hématiques

Les épanchements hématiques rencontrés lors de lésions osseuses, endocrâniennes extracérébrales et cérébrales ont été rappelés précé-demment, dans le chapitre 1.

▲ Les malformations vasculaires cérébrales

Elles forment deux grandes catégories :

- les anévrismes ;
- les malformations artérioveineuses (angiomes).

→ ***Les anévrismes cérébraux :*** il s'agit d'une « hernie » sur la paroi vasculaire artérielle. Cette excroissance correspond à une zone de grande fragilité. Les localisations les plus fréquentes répondent aux gros axes artériels intracérébraux, préférentiellement au niveau des zones de bifurcation. La symptomatologie est inaugurée par la rupture qui provoque le plus souvent une hémorragie méningée pure, parfois une hémorragie cérébroméningée. Un tel accident est de gravité variable, s'échelonnant de la mort subite au simple syndrome méningé.

À l'issue d'une hémorragie méningée par rupture d'anévrisme, deux risques prédominent : la récidive hémorragique et le spasme vasculaire (ischémie réactionnelle). Le seul traitement radical est l'exclusion de la malformation (chirurgicale ou dans certains cas aujourd'hui, par technique endovasculaire).

→ ***L'angiome :*** il s'agit d'une malformation artérioveineuse. C'est un peloton vasculaire constitué de petits vaisseaux anormaux et fragiles. La symptomatologie est très variable en fonction de la taille et de la localisation. Il peut s'agir :

– d'un syndrome « pseudotumoral » traduit par une comitialité ;
– d'un accident aigu : hémorragie cérébroméningée.

L'hémorragie ou la récidive hémorragique constitue le principal risque évolutif. Le spasme réactionnel n'est ici jamais constaté. L'exclusion de la malformation est encore une fois la seule façon radicale de prévenir l'hémorragie. L'éventail thérapeutique est ici très large : chirurgie, embolisation, radiothérapie stéréotaxique. À l'heure actuelle, le traitement d'un angiome répondra souvent à l'association de deux, voire trois, techniques.

▲ Rappel physiologique

La vie cérébrale est tributaire de la fonction respiratoire. Le cerveau consomme 10 fois plus d'oxygène que les autres organes, 3 min d'anoxie entraînent des lésions cérébrales irréversibles. En outre, toute pathologie crânienne peut atteindre directement ou indirectement les centres respiratoires (situés au niveau du tronc cérébral) qui vont être :

– soit irrités, entraînant une hyperventilation ;
– soit déprimés ou détruits avec une hypoventilation et même une apnée.

La circulation cérébrale nécessite l'intégrité de la fonction respiratoire. En effet :

• le retour veineux du cerveau est favorisé par deux éléments, l'orthostatisme et le jeu des pressions thoraciques. Le mouvement thoracique en vue de l'inspiration réalise une augmentation de volume du thorax à laquelle correspond une pression négative qui provoque la pénétration d'air dans les voies respiratoires, mais favorise également la circulation veineuse de retour vers le cœur. Cela s'applique en particulier au drainage veineux du cerveau, évitant ainsi toute stase veineuse à son niveau ;

• la quantité de sang qui traverse le lit vasculaire cérébral est fonction de deux facteurs :

– la pression de perfusion qui est égale à la pression artérielle systémique ;
– les résistances vasculaires cérébrales.

À l'état basal, le débit sanguin cérébral varie peu car le tonus vasculaire cérébral est autorégulé, c'est-à-dire que lorsque la pression de perfusion baisse, les vaisseaux se dilatent et lorsqu'elle augmente, ils se contractent.

Le débit sanguin cérébral est modifié par les conséquences de toute atteinte respiratoire :

- l'hypercapnie élève le débit sanguin cérébral et provoque une vasodilatation des vaisseaux cérébraux ;
- l'hypocapnie réduit le débit sanguin cérébral.

L'œdème cérébral est une réaction cellulaire qui correspond à l'envahissement des cellules par l'eau, entraînant une augmentation de volume et une perte d'activité de la cellule. Il peut être la conséquence d'un phénomène d'agression :
- local : tumeur intracrânienne, lésion des capillaires ;
- général : hypoxie, hypercapnie.

Prise en charge infirmière

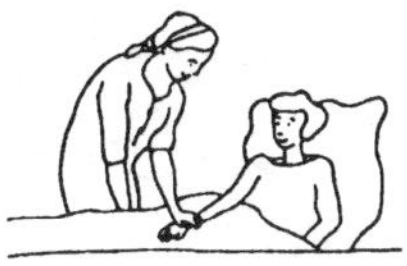

En collaboration avec l'équipe médicale, les objectifs de soins seront :
- de maintenir les fonctions vitales ;
- d'identifier et de prévenir les complications.

En conséquence, il faut éviter l'hypercapnie (source de vasodilatation importante), assurer un apport en oxygène optimal et maintenir la pression de perfusion. Il faut assurer une analgésie et une sédation tout en contrôlant l'état neurologique.

L'installation

Le patient est installé tête surélevée à 30° afin d'assurer un meilleur drainage du sang veineux intracérébral (en position demi-assise dans les malformations vasculaires).

La ventilation

Il s'agit d'une ventilation contrôlée par l'intermédiaire d'une sonde d'intubation (qui sera suivie ou non d'une trachéotomie) grâce à un respirateur de type « Siemens » ou « Cesar ». Elle a pour but d'assurer une oxygénation sanguine, donc cérébrale, correcte et d'éviter une hypercapnie.

La sédation permet aussi l'adaptation au respirateur car une désadaptation au respirateur est source d'augmentation des pressions intrathoraciques, qui sera une gêne au retour veineux.

La surveillance de la saturation artérielle (Sa O2) et des paramètres du respirateur nous renseigne sur la ventilation du patient.

La liberté des voies aériennes sera assurée par les aspirations bronchiques et surveillée par la radiographie des poumons.

S'il n'y a pas d'aggravation, la ventilation intermittente fera suite à la ventilation contrôlée et précèdera l'extubation.

La sédation

Elle est réalisée par l'administration de benzodiazépines (Hypnovel®),de Propofol ou Gamma OH® et de morphomimétiques (Phénopéridine - Fentanyl) dont les buts sont :

- l'adaptation du patient au respirateur ;
- l'atténuation ou la disparition :
  - des grandes manifestations neurovégétatives : hyper ou hypo-TA, tachy ou bradycardie, hyperthermie ;
  - de l'hypertonie musculaire striée ;
  - de la décérébration.

Les manifestations non contrôlées sont responsables de cercles vicieux d'auto-aggravation des lésions.

La surveillance clinique neurologique

Elle est effectuée sur :

- le score de Glasgow ;
- les réflexes photomoteurs ;
- la surveillance neurovégétative : TA, pulsations, température et monitorage de la pression intracrânienne à l'aide d'un capteur intraparenchymateux.

Ce capteur à fibres optiques (Camino) est inséré au niveau du parenchyme cérébral frontal et permet l'enregistrement de la pression intracrânienne et donc de dépister une hypertension intracrânienne ou d'adapter un traitement dans le cas d'un œdème cérébral.

L'équilibre hémodynamique

En postopératoire d'une chirurgie crânienne, le patient est monitorisé afin de surveiller constamment :

- la tension artérielle qui doit être stable car une hypertension ou une hypotension artérielle aboutissent à une augmentation de l'hypertension intracrânienne. Dans le cas d'une hypertension intracrânienne, il se produit une augmentation de pression autour des vaisseaux qui diminue leur calibre. Ceci entraîne une diminution du débit sanguin cérébral puis une augmentation de l'œdème cérébral.

Un cathéter artériel mis en place au bloc opératoire permet la prise des pressions systolique, diastolique et moyenne et de contrôler en permanence les facteurs tensionnels (hypo ou hypertension) ;

- les pulsations ;
- l'électrocardiogramme ;
- la respiration ;
- la saturation en oxygène.

La rébydratation est souvent réalisée avec du chlorure isotonique (meilleure tolérance au niveau cérébral) et avec des électrolytes en fonction de l'ionogramme sanguin et du bilan des entrées et sorties.

Une sonde vésicale est mise en place en cas de rétention urinaire et pour surveiller la diurèse en cas de troubles hémodynamiques

Il faut également surveiller les drains de Redon car il existe un risque hémorragique

Le traitement préventif

Il concerne le risque d'aggravation de l'œdème cérébral, de crises d'épilepsie et le risque infectieux.

- *L'œdème cérébral* pourra être traité par :
  - corticoïdes : Synacthène® immédiat ;
  - Mannitol 20 % si l'œdème cérébral induit une hyperosmolarité plasmatique.
- *L'épilepsie* est traitée par : Dépakine à la seringue électrique (posologie en fonction du poids du patient) pour éviter les crises comitiales consécutives à l'irritation du cortex par la chirurgie
- *L'infection* est prévenue par des mesures prophylactiques :
  - effectuer tout geste (aspirations trachéales, prélèvements, injections) avec une asepsie rigoureuse ;
  - toujours maintenir des pansements propres et fermés ;
  - protéger les rampes et robinets ;
  - changer les rampes, les robinets et les tubulures quotidiennement ;
  - surveiller les points de ponction et dépister toute inflammation à leur niveau ;
  - effectuer les soins ORL : soins de bouche, de trachéotomie ou d'intubation.

  L'infection est dépistée grâce à la surveillance :
  - de la température ;
  - biologique, notamment par la numération formule sanguine ;
  - bactériologique : l'infirmière effectuera les prélèvements au niveau de la sphère ORL, des bronches, des urines et du sang.

  Si l'état du patient s'aggrave, il sera mis sous antibiothérapie.

L'alimentation

Le patient revient du bloc avec une sonde gastrique en déclive pour éviter les problèmes digestifs liés à l'anesthésie.

Dès que le patient sera extubé, la reprise de l'alimentation se fera par voie orale avant l'arrêt total des perfusions.

Si l'état du patient ne s'améliore pas, l'alimentation sera d'abord parentérale puis entérale grâce à la sonde gastrique, à l'aide d'une nutripompe.

Les complications de décubitus

- *Il faut maintenir l'intégrité cutanée*
- le patient doit être installé sur un matelas spécial, à eau ou à modules. Cela permet d'effectuer des changements de position et des massages aux points d'appui ;
- la toilette doit être minutieuse et les changes fréquents ;
- la sonde vésicale ou un étui pénien sont maintenus car il peut exister une incontinence, source de macération.

• *Il faut éviter les positions vicieuses et l'amyotrophie* rôle très important du kinésithérapeute qui assure à la fois :
- la kinésithérapie respiratoire,
- la lutte contre les troubles trophiques et les complications thrombo-emboliques ;
- l'entretien articulaire ;
- la facilitation de la récupération motrice.

• *Il faut également éviter les complications thrombo-emboliques* par la mise en place de bas de contention et, suivant la pathologie, par la prescription d'Héparine à bas poids moléculaire.

La communication avec le patient

Différents moyens de communication sont utilisés, ils constituent des sollicitations auditives et sensorielles.

• *La parole* est un outil qui permet d'évaluer l'état de conscience du patient et d'entretenir une relation. Il faut parler au patient même si l'on n'est pas sûr qu'il entende car il reste sensible à la voix. L'infirmière explique les soins, cherche à établir un contact pour ceux qui comprennent par un code : ouvrir les yeux, serrer la main, etc. Il faut éviter les discussions inutiles car le patient reste sensible au bruit.

• *Le toucher* permet le contact humain, il constitue une donnée essentielle de communication. Il se retrouve dans tous les soins de base apportés au patient.

Le toucher rassure, réconforte, apporte un plus dans la relation humaine. Toucher, c'est instaurer un lien concret, palpable entre le patient et le soignant.

• *L'ouïe* est un moyen de communication qui permet au patient de se sentir en liaison avec l'extérieur. C'est pourquoi il y a toujours un fond musical dans les unités de soins intensifs en neurochirurgie. En outre, il est demandé aux familles d'enregistrer des cassettes audio, ce qui favoriserait l'éveil.

- *La famille* : il faut favoriser les visites de la famille car elle a un rôle essentiel dans la communication. Elle intervient au niveau affectif et on remarque que le sujet est souvent plus réceptif en présence de la famille.

La communication entre équipe soignante et entourage est primordiale, elle permet un soutien psychologique des proches qui, de ce fait, pourront maitriser leur anxiété face au patient hospitalisé dans l'unité de soins intensifs.

Conclusion

La prise en charge neurochirurgicale d'un patient exige une vigilance de tous les instants. Elle repose sur des soins infirmiers efficaces et adaptés à chaque patient dans le souci permanent de maintenir les fonctions vitales et de prévenir les complications.

Surveiller un patient porteur d'une dérivation du liquide céphalorachidien

Actes professionnels

- Installer le patient en fonction des différentes sortes de dérivation du liquide céphalorachidien
- Assurer les soins locaux
- Dépister une infection
- Dépister un dysfonctionnement du drainage
- Signaler toute modification de l'état neurologique
- Expliquer à l'entourage la nécessité d'un suivi régulier, chez un patient porteur d'une dérivation

Diagnostics infirmiers prévalants

- Risque élevé de syndrome d'immobilité
- Risque d'atteinte à l'intégrité de la peau
- Risque élevé d'infection
- Perturbation dans l'exercice du rôle parental

3

Connaissances requises

- Annoter le schéma du système ventriculaire
- Expliquer la circulation du liquide céphalorachidien
- Citer les causes de l'hydrocéphalie
- Indiquer les différents types de dérivation du liquide céphalorachidien
- Énumérer les signes révélateurs d'une hypertension intracrânienne
- Citer les soins infirmiers locaux requis
- Décrire les modalités de surveillance de l'étanchéité du système de drainage
- Connaître les éléments de surveillance d'apparition d'une infection
- Citer les éléments de surveillance d'un drainage du liquide céphalorachidien
- Informer l'entourage sur les éléments de surveillance

▲ Hydrocéphalie

Rappel anatomique : l'encéphale est creusé d'un certain nombre de cavités que l'on appelle les ventricules.

• Les ventricules latéraux siègent au niveau de chaque hémisphère. Ils communiquent par deux orifices, appelés les trous de Monro, avec le 3e ventricule siégeant sur la ligne médiane au niveau du diencéphale, au-dessus de la région hypophysaire.

• Le 3e ventricule est relié par un mince conduit appelé l'aqueduc de Sylvius au 4e ventricule creusé au niveau du tronc cérébral en avant du cervelet et communiquant avec les espaces méningés par trois orifices :

– le trou de Magendie qui est médian ;
– les deux trous de Luschka de part et d'autre de Magendie.

Rappel physiologique : le liquide céphalorachidien est un liquide clair qui baigne les organes du système nerveux central.

• *Sécrétion* : le liquide céphalorachidien est sécrété par les plexus choroïdes mais aussi par le revêtement épendymaire des cavités ventriculaires, et par les espaces sous-arachnoïdiens intracrâniens et spinaux.

Le débit est de 300 cc à 500 cc par 24 heures.

• *Circulation* : il s'écoule de façon très lente des ventricules latéraux par les trous de Monro, pénètre dans le 3e ventricule, gagne l'aqueduc de Sylvius, le 4e ventricule d'où il sort par les trous de Luschka et de Magendie.

• *Résorption* : le liquide céphalorachidien circule librement dans les espaces sous-arachnoïdiens qui recouvrent le système nerveux central et est résorbé par le système veineux à la périphérie du cortex cérébral, le long du sinus longitudinal supérieur au niveau des granulations de Paccioni.

• *Caractéristiques* :

– liquide clair : couleur eau de roche ;
– densité : 1,008 ;
– composition : 0,60 g de glucose par litre ; 0,30 g de protides par litre ; 7 g de chlorure par litre ;
– rares cellules ;
– pression comprise entre 5 et 15.

• *Rôle* : il a un rôle mécanique de protection, de soutien du tissu nerveux. Il peut avoir aussi un rôle de nutrition et d'épuration de ce même tissu.

Physiopathologie : trois mécanismes peuvent donc théoriquement provoquer et entretenir l'évolution d'une hydrocéphalie

– une hypersécrétion liquidienne ;
– une insuffisance de résorption ;
– un blocage dans les voies d'écoulement.

• L'hypersécrétion liquidienne (de liquide céphalorachidien) est rarement en cause en dehors de l'éventualité exceptionnelle d'une tumeur des plexus choroïdes (papillomes choroïdiens)

• Lors de l'insuffisance de résorption, le liquide céphalorachidien peut ne plus être résorbé au niveau de la périphérie, s'il existe un feutrage des espaces sous-arachnoïdiens, cicatriciel ou inflammatoire, empêchant la résorption au niveau des granulations de Paccioni. Ce feutrage se voit essentiellement au décours des hémorragies méningées, mais aussi des méningites infectieuses ou virales.

Cette hydrocéphalie met sous tension et dilate :

- le système ventriculaire ;
- les espaces sous-arachnoïdiens recouvrant l'encéphale ; c'est une hydrocéphalie communicante

• L'existence d'un obstacle dans les cavités ventriculaires empêche la circulation du liquide céphalorachidien, ce qui entraîne une stase en amont et une dilatation des ventricules. Le mécanisme constitue une hydrocéphalie bloquée ou « non-communicante ».

Elle peut être due à :

- une malformation congénitale (imperforation des trous de Luschka et de Magendie, une sténose de l'aqueduc de Sylvius) ;
- une tumeur siégeant dans le système ventriculaire ou voisine du système ventriculaire qu'elle écrase (en particulier au niveau de la fosse postérieure).

Clinique : l'augmentation de volume du système ventriculaire provoquée par du liquide céphalorachidien sous pression entraîne une hypertension intracrânienne dont l'évolution dépend de la cause de l'hydrocéphalie, mais également du terrain sur lequel elle survient.

▲ L'hydrocéphalie du nourrisson

Elle peut être communicante ou bloquée.

L'hydrocéphalie communicante du nourrisson peut être secondaire.

L'hydrocéphalie bloquée est essentiellement malformative et exceptionnellement tumorale.

→ ***Les signes cliniques :*** chez le nourrisson l'hydrocéphalie entraîne des symptômes d'hypertension intracrânienne (elle est de nature compensée) :

- augmentation du volume du crâne ;
- dysjonction des sutures ;
- bombement de la fontanelle.

Puis en phase de décompensation, nous trouvons :

- des vomissements de plus en plus fréquents qui entraînent une déshydratation ;
- une paralysie des oculomoteurs (strabisme) ;
- une somnolence, un coma pouvant entraîner la mort.

→ ***Les examens complémentaires*** permettent de mettre en évidence :

- une dysjonction des sutures lors de la radiographie du crâne ;
- une stase papillaire lors du fond d'œil.

De plus, l'échographie transfontallaire permet de voir très rapidement, au lit de l'enfant, l'hydrocéphalie ; le scanner permet de retrouver la cause de l'hydrocéphalie, et l'imagerie par résonance magnétique apporte des renseignements encore plus précis sur l'étiologie.

▲ L'hydrocéphalie de l'adulte et de l'enfant plus âgé

Elle se traduit par des signes d'hypertension intracrânienne sans augmentation du périmètre crânien car les sutures sont soudées depuis longtemps.

Elle peut être communicante par absence de résorption ou bloquée d'origine malformative, ou tumorale. Cette dernière étiologie est fréquente et accompagne essentiellement les tumeurs de la fosse postérieure.

→ ***Les signes cliniques***

- Troubles de la conscience, phases d'agitation.
- Céphalées très importantes.
- Raideur de la nuque.
- Vomissements.
- Troubles du tonus avec hypertonie.
- Paralysie des oculomoteurs (VI).

→ ***Les examens complémentaires :***

- Le fond d'œil permet de visualiser une éventuelle stase papillaire.
- Le scanner permet de retrouver la cause de l'hydrocéphalie.
- L'imagerie par résonance magnétique apporte les mêmes renseignements.

▲ L'hydrocéphalie à pression normale

Elle atteint le sujet adulte et le sujet âgé. C'est un trouble de la résorption du liquide céphalorachidien, il n'y a pas de syndrome d'hypertension intracrânienne.

→ ***Les signes cliniques***

- Démence progressive s'aggravant lentement.
- Troubles de la marche, de l'équilibre ainsi que troubles sphinctériens.

→ ***Les examens complémentaires***

- La ponction lombaire évacuatrice : le test est positif s'il y a amélioration.
- Le scanner ou imagerie par résonance magnétique permet de visualiser la dilatation ventriculaire.
- Le transit isotopique du liquide céphalorachidien confirme le trouble de résorption.

→ ***Le traitement***

Il est neurochirurgical.

Le traitement de l'hydrocéphalie communicante ou malformative est, chez l'adulte et le grand enfant, identique à son traitement chez le nourrisson, c'est-à-dire qu'il consiste en la pose d'une valve de dérivation.

Il a pour objectif :

- de permettre une bonne circulation du liquide céphalorachidien des ventricules vers la périphérie ventriculo-cisternostomie (Torkildsen), par exemple, en faisant communiquer la partie postérieure du ventricule latéral et la grande citerne ou ventriculostosmie du 3e ventricule, s'il s'agit d'un trouble de la circulation ;
- de mettre en place, le plus souvent, une dérivation extracrânienne par la pose d'une valve permettant un flux du liquide céphalorachidien unidirectionnel sous une pression constante. On réalise ainsi des dérivations ventriculopéritonéales et beaucoup plus rarement des dérivations ventriculo-atriales (drain cardiaque dans l'oreillette droite). C'est la seule solution s'il existe un trouble de la résorption.

En cas d'hydrocéphalie tumorale, le traitement consistera en l'exérèse de la tumeur responsable.

▲ Les différents types de dérivation

• *La dérivation ventriculo-atriale* consiste à mettre en place un drain dans le ventricule latéral. Il est connecté par l'intermédiaire d'une valve antireflux à un autre cathéter dont l'extrémité distale est placée dans l'oreillette cardiaque où l'excès de liquide céphalorachidien est résorbé.

• *La dérivation ventriculopéritonéale* : le cathéter distal est placé dans la cavité péritonéale. Cette technique comporte moins de risques spécifiques. Il est important de s'assurer du bon fonctionnement de la valve en vérifiant que :

- la fontanelle est bien déprimée ;
- l'enfant ne vomit plus ;
- le périmètre crânien n'augmente pas ;
- la valve siégeant en sus et rétro-auriculaire se déprime bien et se remplit aisément lorsqu'on exerce une pression sur elle (la taille des ventricules est retrouvée diminuée au scanner) .

• *La dérivation ventriculaire externe* : elle vise transitoirement à contourner le ou les obstacles à la circulation du liquide céphalorachidien. La dérivation ventriculaire externe est un cathéter plastique implanté chirurgicalement au sein des ventricules. Il est placé à son extrémité extérieure dans une boîte de dérivation stérile et graduée, terminée par une poche de récupération changeable. Il mesure entre 40 et 60 cm ; il n'y a pas de valve.

Elle est mise en place, dans un contexte d'urgence dans l'hydrocéphalie aiguë associée à une infection (méningite) ou à une hémorragie ventriculaire.

▲ Les complications

→ ***L'infection***

C'est de loin la complication la plus rencontrée du fait de l'introduction de matériel dans l'organisme. Le matériel peut être à l'origine de complications infectieuses (septicémies, méningites).

L'infection est fréquente chez les enfants de moins de 6 mois, elle est due :

- au mauvais état cutané en préopératoire ;
- à une infection intercurente (ORL - urinaire) ;
- au lâchage des sutures de la cicatrice et/ou aux escarres du cuir chevelu qui sont autant de facteurs favorisants.

L'infection ventriculaire et méningée s'associe à une péritonite avec un syndrome subocclusif dans la dérivation ventriculopéritonéale

Le traitement comprend :

- une ablation du matériel et une mise en place d'une dérivation ventriculaire externe ;
- une antibiothérapie adaptée ; lorsque les prélèvements redeviennent stériles, on peut envisager la remise en place d'une valve.

La surveillance de l'infection se fait par la culture du liquide céphalorachidien. L'existence d'une hypoglycorachie et la persistance d'une augmentation des polynucléaires dans le liquide céphalorachidien, une lymphocytose modérée du liquide céphalorachidien peuvent être liées à la présence d'un corps étranger

→ ***Le dysfonctionnement de la valve***

Il peut être induit par plusieurs facteurs et entraîner des conséquences graves.

• *L'obstruction*

- Soit une obstruction de la valve qui va nécessiter une réintervention rapide.
- Soit une valve devenue non fonctionnelle qui entraîne une hypertension intracrânienne aiguë.
- Soit une intolérance péritonéale due au corps étranger (cathéter péritonéal) qui entraîne une fibrose et des signes péritonéaux : fébricule, douleur, nausées, vomissements.

• *La déconnection* peut se faire au niveau des différents raccords et entraîner un dysfonctionnement.

La croissance de l'enfant impose un changement de cathéter ou la vérification du mécanisme.

Prise en charge infirmière

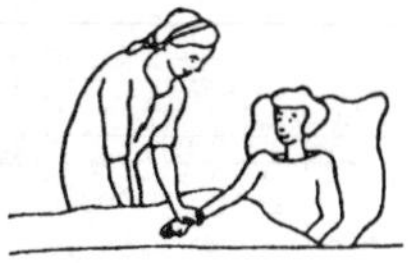

La prise en charge du patient par l'infirmière consiste à dépister les complications neurologiques, infectieuses et à apporter les soins de confort.

La surveillance neurologique

Elle est effectuée toutes les heures, puis toutes les trois heures pendant les premières 72 heures.

L'infirmière est attentive à tout signe ou symptôme pouvant évoquer une complication ; elle apprécie et note :
- l'état de la conscience ;
- l'état des pupilles et leur réactivité ;
- la motricité des membres ;
- la réactivité aux stimuli nociceptifs.

Elle surveille :
- le pouls ;
- la tension artérielle ;
- les nausées, les vomissements ;
- les céphalées.

Lorsqu'il s'agit d'un enfant. Elle mesure son périmètre crânien une fois par jour. Ce dernier ne doit pas augmenter car il serait témoin d'un dysfonctionnement de la valve.

La surveillance des risques infectieux

Les risques infectieux sont majorés. C'est pourquoi il est indispensable que l'infirmière soit attentive à tout signe ou symtôme pouvant évoquer une infection.

Dans le cas d'une dérivation péritonéale

Il faut surveiller :
• Une éventuelle méningite (risque spécifique) dont les paramètres sont :
- la température (hyperthermie) ;
- les céphalées ;
- la raideur de la nuque chez l'adulte ou l'hypotonie chez l'enfant ;

• Une éventuelle péritonite (risque à craindre) dont les paramètres sont :
- la température (hyperthermie) ;
- la fréquence des selles, leur aspect ;
- l'état de l'abdomen (douloureux et contracté) ;

- Le risque d'*obstruction du cathéter et de la valve* est permanent. On peut noter un tableau d'aggravation neurologique sans hyperthermie (troubles de la conscience et coma).
- Le risque d'*escarres* est lui aussi présent ; l'infirmière doit :
  - surveiller l'état cutané ;
  - installer le patient sur un matelas alternating ;
  - effectuer des changements de position toutes les trois heures ;
  - veiller à ne pas le mettre sur le côté de la valve car cela entraînerait une obstruction de celle-ci.

Dans le cas d'une dérivation atriale, les risques essentiels et spécifiques sont : *la septicémie, l'endocardite, la méningite et les risques d'escarres.* La surveillance effectuée par l'infirmière concernera les signes relevant d'un choc (endocardite) et de l'hyperthermie.

Les soins à prodiguer par l'infirmière sont identiques à ceux précédemment cités.

Dans le cas d'une dérivation ventriculaire externe, l'infirmière s'occupe de l'*installation* :

- du patient, dans un premier temps :
  - installé à plat, avec à droite et à gauche des sacs de sable ;
  - des coussins sous les genoux et les chevilles pour éviter que le patient ne glisse ;
  - les changements de position sont nécessaires toutes les trois heures ;
  - l'infirmière, lors des manipulations, doit clamper le cathéter et ne doit pas oublier de le déclamper après chaque manipulation.
- de la dérivation, dans un second temps : l'infirmière place les deux extrémités du cathéter au même niveau, quelle que soit la position du patient (l'évacuation du liquide céphalorachidien ne doit pas être trop rapide car le risque de formation d'hématome sous-dural existe).

L'infirmière doit surveiller de très près ce type d'installation et effectuer ces manœuvres avec une asepsie rigoureuse en raison des risques.

L'infirmière doit prévenir toute complication.

Elle effectue la surveillance neurologique, et note :

- l'état de la conscience (échelle coma) ;
- l'état des pupilles ;
- la tension artérielle.

La surveillance infectieuse est effectuée comme suit :

- prise de la température toutes les quatre heures ;
- mise en culture du liquide céphalorachidien tous les jours ;
- le change de la poche sera fait de manière stérile.

Au cours de la surveillance de la dérivation, elle note le *débit* ; toutes les heures la quantité de liquide céphalorachidien écoulé doit être inscrite.

Le bilan sera fait tous les jours.

▲ Éducation de la famille ou de l'entourage proche

Comme la majorité des patients ayant subi une dérivation reviennent chez eux, il est important d'informer l'entourage sur la conduite à tenir dans le cas d'apparition de signes d'aggravation, notamment les signes neurologiques : céphalées, vomissements, troubles visuels, somnolence, troubles du comportement, fontanelle bombée pour l'enfant, convulsions et fuite en périphérie du cathéter.

L'infirmière doit informer la famille qu'il faut :

- éviter tout traumatisme sur le trajet de la dérivation ;
- prévenir (médecin, service hospitalier) afin de traiter efficacement tout problème infectieux.

Prendre en charge un patient opéré d'une tumeur de l'hypophyse

Actes professionnels

- Assurer l'équilibre hydro-électrolytique
- Appliquer les traitements substitutifs :
  – post-hypophysaire ;
  – corticosurrénalien ;
  – thyroïdien
- Assurer les soins locaux de la voie d'abord chirurgicale
- Éduquer le patient concernant l'application du traitement substitutif
- Apprendre au patient à surveiller les effets secondaires du traitement substitutif

Diagnostics infirmiers prévalants

- Risque de déficit de volume liquidien
- Manque de connaissances

4

Connaissances requises

- Situer l'hypophyse sur le plan anatomique
- Expliquer la physiologie de l'hypophyse
- Expliquer la complication d'une atteinte post-hypophysaire
- Décrire les trois tableaux cliniques rencontrés dans le microadénome hypersécrétant
- Expliquer le principe de mise en route et de surveillance du traitement substitutif :
  – post-hypophysaire
  – corticosurrénalien
  – thyroïdien
- Citer les soins infirmiers locaux
- Préciser la conduite à tenir dans la prise du traitement
- Énumérer les effets secondaires de la corticothérapie
- Justifier la surveillance clinique et biologique de la corticothérapie

▲ Tumeurs de l'hypophyse

Rappel anatomique : l'hypophyse est une petite glande endocrine située à la base du crâne (étage moyen) logée dans une cavité du sphénoïde : la selle turcique, appendue au 3e ventricule.

La selle turcique est une loge osseuse fermée par la dure-mère (tente de l'hypophyse).

L'hypophyse est en continuité avec le 3e ventricule par la tige pituitaire qui perfore la tente (il n'y a pas de liquide céphalorachidien dans la selle turcique), *(figure 35)*.

L'hypophyse est constituée de deux parties :

– l'hypophyse postérieure ou nerveuse : prolongement du 3e ventricule ;
– l'hypophyse antérieure ou glandulaire : sécrétant des stimulines qui commandent la sécrétion de toutes glandes endocrines.

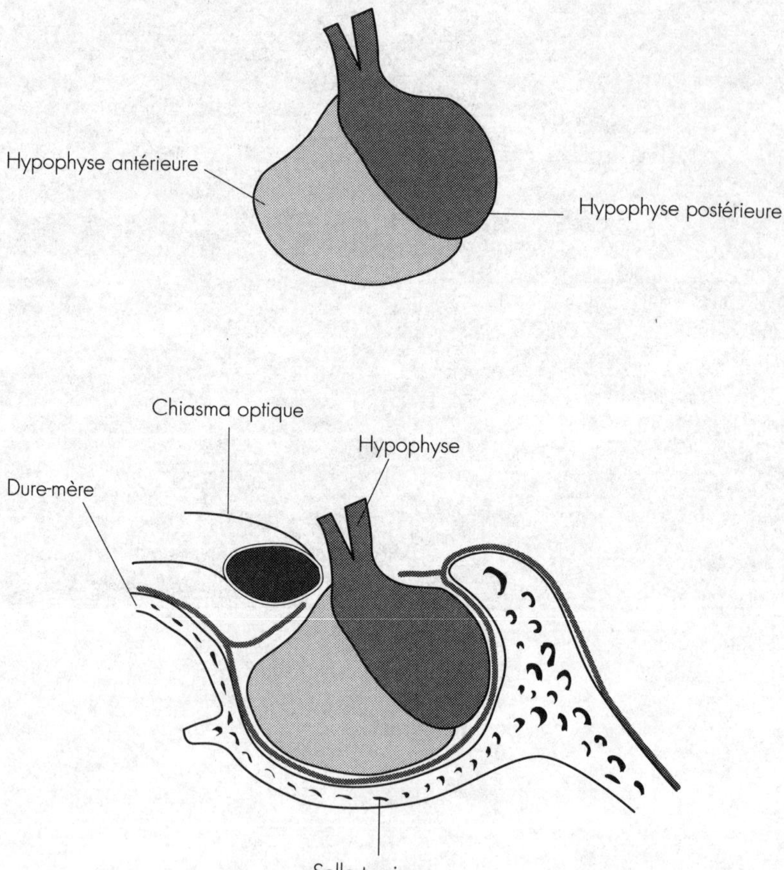

Figure 35 : Hypophyse

Rappel physiologique : le rôle de l'hypothalamus est de sécréter des stimulines, c'est-à-dire des facteurs de régulation qui passent par l'hypophyse postérieure, et donc de commander et de régulariser la sécrétion de ces stimulines par effet de retour (feed-back), *(figure 36)*.

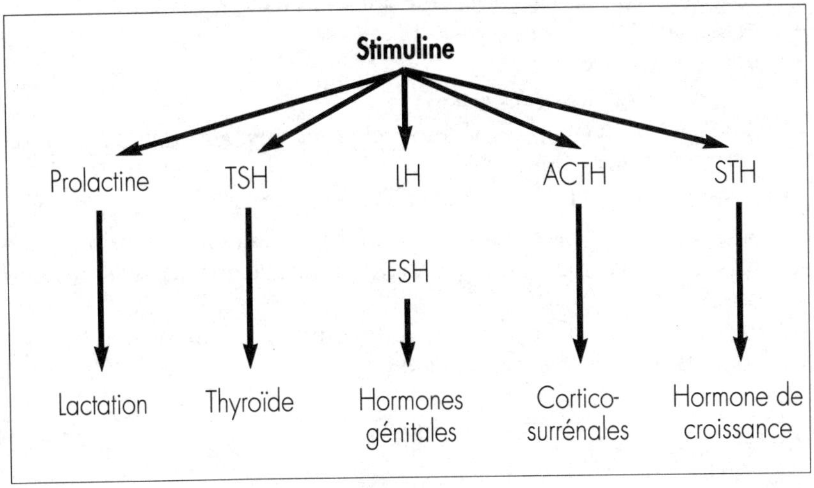

Figure 36

▲ Les tableaux cliniques

Les tumeurs de l'hypophyse sont généralement bénignes. Il s'agit d'adénomes sécrétants et non sécrétants.

→ ***L'adénome non sécrétant*** se constitue aux dépens des cellules de soutien. Il est asymptomatique au stade du micro-adénome, mais évolue peu à peu vers la destruction du lobe antérieur et supprime les sécrétions.

→ ***L'adénome sécrétant***

• *Une hypersécrétion de STH* (somathormone : hormone de croissance) qui provoque le gigantisme chez l'enfant (rare) ; une acromégalie (hypertrophie des os plats et courts) chez l'adulte prédominante au niveau des extrémités, des os de la face, du nez, de la région mallaire, parfois au niveau du périmètre crânien.

Il peut y avoir d'autres symptômes :

- une hypertrophie des viscères et tissus mous ;
- des troubles cardiaques ;
- des troubles rénaux.

• *Une hypersécrétion d'ACTH* (hormone de stimulation cortico-surrénalienne), *maladie de Cushing* qui se caractérise par :

– une obésité faciotronculaire ;
– des troubles des phanères (hypertrichose, vergetures) ;
– des troubles tensionnels ;
– des troubles électrolytiques et rénaux.

- *Une hypersécrétion de prolactine* qui provoque :

– une galactorrhée ;
– une aménorrhée.

Lors de l'évolution, on retrouve :

– des signes d'hypersécrétion anormale avec augmentation d'ACTH, de STH ou de prolactine,
– des signes négatifs d'insuffisance hypophysaire.

Si les adénomes ne sont pas traités, il se produit une extension :

– vers le bas, vers le sinus sphénoïdal, le plancher de la selle turcique cède,
– vers le haut, une extension intracrânienne, qui provoque une compression du chiasma optique.

▲ Le traitement

→ ***Plusieurs possibilités thérapeutiques***

- Un traitement médical.
- Une radiothérapie stéréotaxique.
- Un traitement chirurgical avec deux voies d'abord :

– voie haute : intracrânienne sus-frontale ;
– voie basse : transnasosphénoïdale médiane (la plus utilisée).

Une exérèse s'accompage souvent d'insuffisance hypophysaire.Pour y remédier, la ou les lignées hormonales atteintes seront alors médicalement substituées.

▲ Le pronostic

Les adénomes hypophysaires représentent 8 % des tumeurs intracrâniennes. Ce sont des tumeurs bénignes qui, grâce à la microchirurgie, ne présentent aucun risque per- et postopératoire, mais peuvent être l'objet de récidives ou d'atteintes des voies optiques en cas de développement en situation extrasellaire.

Prise en charge infirmière

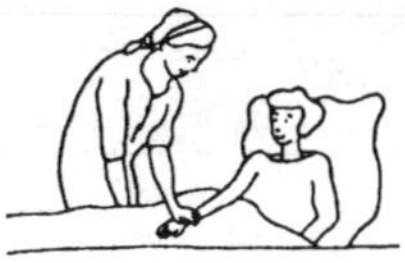

Elle comprend :

- les soins infirmiers préopératoires sur le plan local et général ;
- la surveillance postopératoire afin de dépister un diabète insipide ;
- l'administration du traitement substitutif.

La préparation préopératoire

Locale

- *Par voie intracrânienne* : shampoing à la Bétadine, puis parfois rasage (au bloc).
- *Par voie transnasosphénoïdale* : les cavités nasales seront désinfectées localement par de la Soframycine et par des aérosols répétés.

Générale

- Traitement substitutif corticosurrénalien en préopératoire (Hydrocortisone).

Ce traitement sera continué en peropératoire en perfusion IV.

Les soins postopératoires

La surveillance

- Tension artérielle, température, conscience.
- Perfusion. Au bout de 24 heures, le relais sera pris par des boissons (1,5 litre par 24 heures).
- Bilan des entrées et des sorties.
- La diurèse sera évaluée toutes les trois ou six heures. La surveillance de la diurèse permettra de détecter l'apparition d'un diabète insipide qui peut être temporaire ou permanent, indiquant l'atteinte de la tige pituitaire. En effet, l'atteinte posthypophysaire provoque une carence d'hormone antidiurétique contrôlant la réabsorption du filtrat glomérulaire au niveau du tube rénal. On constatera alors l'apparition d'une polyurie de faible densité (1 001 à 1 005) sans albuminurie ni glycosurie.
- Analyse d'urines : recherche de sucre et albumine

Les soins locaux

- En cas de chirurgie par voie haute, surveillance du drain de Redon et du pansement.
- En cas de chirurgie par voie basse, le patient porte des canules nasales et des mèches. L'infirmière évalue l'hémorragie nasale et surveille l'écoulement du liquide céphalorachidien. Elle effectue des aérosols répétés cinq à six fois par 24 heures, ainsi que des soins de bouche fréquents.

L'ablation des canules nasales se fera 48 à 72 heures après l'intervention, par le chirurgien.

L'administration des traitements

Le traitement substitutif surrénalien postopératoire est dégressif pour atteindre une dose d'équilibre de 20 à 25 mg d'Hydrocortisone dont l'efficacité se jugera sur les signes cliniques, l'équilibre ionique et la tension artérielle.

Le traitement substitutif posthypophysaire, s'il existe un diabète insipide, sera à la base d'extrait hypophysaire retard, Minirin® injectable, dont l'effet dure 36 à 72 heures ou une solution nasale dont l'effet dure 6 à 12 heures (posologie à adapter à chaque individu).

Tant que le diabète insipide persiste, il est nécessaire de faire une injection environ toutes les 48 heures. Si le diabète est devenu permanent, le médecin prescrira éventuellement des prises nasales.

Le traitement substitutif thyroïdien ne doit être envisagé que lorsque l'équilibre corticosurrénalien est réalisé.

Le suivi de l'ensemble du traitement substitutif est du ressort de l'endocrinologue.

L'éducation du patient vis-à-vis du traitement

L'infirmière explique au patient l'intérêt d'un traitement substitutif pour pallier les différents déficits hormonaux. Elle lui indique :

- de ne pas arrêter le traitement ;
- de respecter les doses et les horaires ;
- d'effectuer les contrôles biologiques en respectant les dates :
  - bilan hormonal au bout de trois mois (dosage TSH, stimulation au TRF, dosage ACTH et test à la métopirone), ;
  - bilan général : glycémie, glycosurie, ionogramme sanguin et urinaire, bilan phosphocalcique ;
  - de surveiller sa tension artérielle, ses pulsations et son poids régulièrement ;
- d'avoir une bonne hygiène de vie :
  - bains, soins dentaires ;
  - alimentation riche en protides ;
  - activité physique ;
  - éviter toute infection, tout traumatisme ;
- de prendre le traitement avant 16 heures ;
- de signaler le traitement lors d'une hospitalisation.

En général, l'équilibre endocrinien est acquis au bout d'un an et l'arrêt des corticoïdes est effectué de façon progressive.

Si le patient présente un diabète insipide, l'infirmière lui spécifiera l'obligation de poursuivre ce traitement à vie, l'intérêt de bien connaître sa maladie et de la signaler en cas de consultation médicale ou d'hospitalisation.

Prendre en charge un patient venant de subir une intervention pour une hernie discale lombaire

Actes professionnels

- Installer et mobiliser la personne soignée de manière indolore
- Effectuer le premier lever en collaboration avec le kinésithérapeute
- Informer la personne soignée sur l'hygiène de vie et répondre à ses questions
- Encourager le patient à exprimer ses interrogations et l'orienter vers les personnes ou structures compétentes

Diagnostic infirmier prévalant

- Manque de connaissances

5

Connaissances requises

- Énumérer les éléments anatomiques du rachis
- Décrire le disque intervertébral
- Expliquer le mécanisme physiopathologique de la hernie discale
- Préciser les signes cliniques de la hernie discale lombaire
- Décrire les conditions de manutention des opérés du rachis
- Expliquer les positions correctes
- Préciser les conseils à donner en matière d'hygiène de vie

▲ Hernie discale

C'est une cause classique de la sciatique. C'est une affection liée à la posture et à l'effort, donc particulièrement fréquente dans certaines professions (infirmières, aide-soignantes, maçons, chauffeurs-livreurs) et dans certains sports (tennis). Elle siège habituellement au niveau des espaces intervertébraux L4-L5 ou L5-S1. Elle se traduit cliniquement par des lombalgies associées à des douleurs radiculaires. La chirurgie est indiquée en cas d'échec du traitement médical bien conduit pendant au moins deux mois.

▲ Rappel anatomique

Le rachis ou colonne vertébrale est composé de :
- vertèbres ;
- disques ;
- ligaments.

Il contient :
- les racines nerveuses ;
- les nerfs de la queue de cheval ;
- la moelle épinière.

Le disque intervertébral est composé de deux parties :
- au centre, une petite masse arrondie faite d'une substance semi-liquide, gélatineuse : le noyau ;
- à la périphérie, un anneau composé d'une série de lamelles élastiques imbriquées les unes dans les autres, solidement implantées dans le pourtour osseux vertébral : l'anneau fibreux *(figure 37)*.

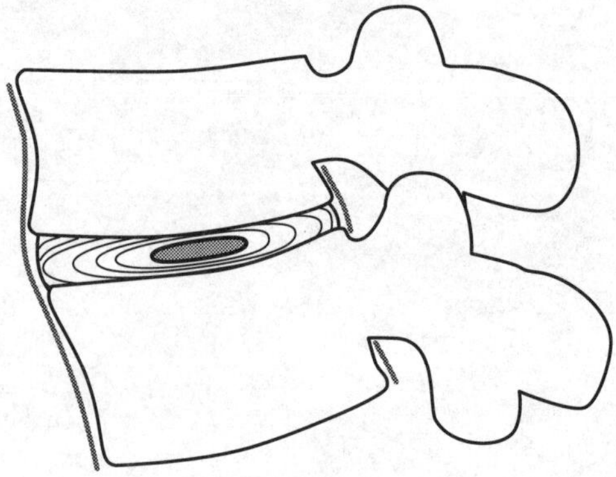

Figure 37 : Anneau fibreux

▲ Physiopathologie

Sur le plan anatomo-pathologique, la hernie discale entre dans le cadre général de la détérioration structurale du disque.

Le disque perd sa souplesse et son élasticité. le nucléus devient plus dur et l'anneau fribreux se fissure surtout vers l'arrière où il est plus fragile. C'est à travers ces fissures que la substance gélatineuse du noyau, chassée par les pressions résultant du poids du corps et de certains efforts, s'infiltre en s'insinuant jusqu'au niveau des lames périphériques de cet anneau et jusque sous le ligament vertébral commun postérieur *(figure 38)*.

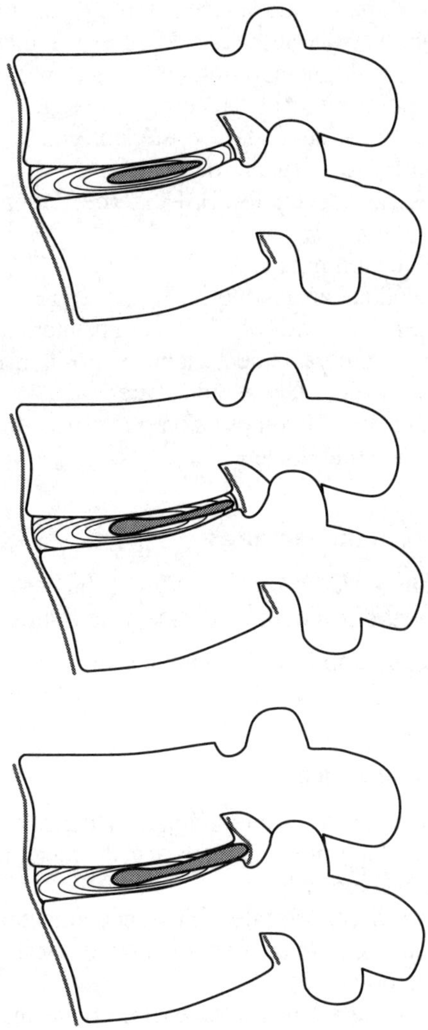

Figure 38 : Destructuration structurale du disque

▲ Les signes cliniques

• *Douleur à caractère radiculaire*, impulsive à la toux et à la défécation, accompagnée de paresthésies.

• *La topograghie de la douleur* varie selon le niveau de la hernie :

– la lombosciatalgie par hernie discale L4-L5 : la douleur part de la région lombaire, irradie dans le membre inférieur correspondant, en passant sur la fesse, sur la face postérieure de la cuisse, puis sur la face externe de la jambe au niveau de la tête du péroné pour irradier jusqu'au niveau de la malléole externe et de là, vers la face dorsale du pied et du gros orteil.

Les paresthésies siègent habituellement au niveau du gros orteil, de la face dorsale du pied, parfois de la face externe de la jambe.

– la lombosciatalgie par hernie discale L5-S1 : la douleur irradie de la région lombaire vers le membre inférieur correspondant, en prenant un trajet identique à celui de la hernie L4-L5 jusqu'au niveau du creux poplité, continue sur la face postérieure de la jambe jusqu'au talon, parfois sur la face plantaire du pied.

Les paresthésies siègent sur le bord externe du pied et les deux derniers orteils.

À l'examen clinique, on note :

– une attitude scoliotique antalgique ;
– le signe de Lasègue : la flexion du membre inférieur sur le bassin maintenu en extension, le patient étant en position couchée sur le dos, entraîne une douleur (signe radiculaire) ;
– le signe de la sonnette : la compression de l'espace intervertébral L4-L5 ou L5-S1 entraîne une douleur.

▲ Les examens complémentaires

• *La radiographie de la colonne lombaire* face et profil met en évidence un pincement discal ou un bâillement du disque.

• *L'électromyographie* apprécie l'importance du retentissement sur le nerf.

▲ Le traitement chirurgical

Il est indiqué dans le cas d'une sciatique hyperalgique, dans le cas d'une sciatique paralysante et en cas d'échec du traitement médical, si celui-ci a été correct et complet.

Avant l'intervention chirurgicale, une saccoradiculographie ou un scanner seront pratiqués afin de confirmer la hernie discale et surtout d'en préciser le siège et l'importance.

L'exérèse de la hernie est une intervention courte mais délicate, qui comporte peu de risques. Son pronostic est considéré comme favorable dans 80 à 90 % des cas. Certaines hernies discales, 5 à 10 % des cas (après scanner ou IRM) peuvent bénéficier d'un traitement par voie percutanée : *nucléolyse* ou *nucléotomie*, ce qui limite les risques de la chirurgie traditionnelle. Le taux d'efficacité de ces méthodes est de l'ordre de 70 %.

Prise en charge infirmière

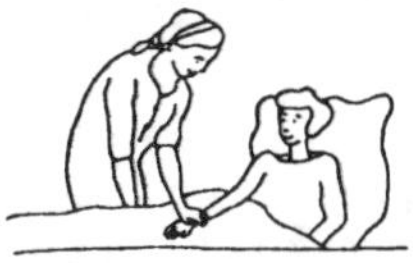

Elle concerne essentiellement la mobilisation du patient et son éducation.

Les soins infirmiers postopératoires

- Le patient est installé en décubitus dorsal.
- La surveillance postopératoire est identique à celle de toute chirurgie : surveillance de la conscience, de la tension artérielle, des pulsations, de la température, du drain et du pansement.
- La mobilisation débute le lendemain de l'intervention, parfois le jour même et obéit à certaines règles :
  - toujours se mobiliser en bloc ;
  - pour se lever du lit, le patient se met sur le côté, les jambes hors du lit et relève tête et buste ensemble.
- Le retour à domicile se fait après l'ablation des fils vers le 8e ou 10e jour.

Le repos doit être poursuivi pendant un mois et augmenté si nécessaire. La reprise progressive d'une activité se fera au cours du deuxième mois.

L'éducation du patient

L'infirmière éduque le patient en vue de sa sortie, car l'apprentissage d'une bonne hygiène lombaire est nécessaire afin de prévenir les récidives.

- Éviter :
  - le port de charges lourdes, les stations prolongées, surtout celles imposant une flexion du tronc : évier, ménage, établi, jardinage, etc. ;
  - les longs trajets en voiture ;
  - les sports violents, de saut, de contact ou asymétriques.
- Pratiquer :
  - une gymnastique quotidienne développant les abdominaux ;
  - des sports tels que la natation sur le dos, la marche, le footing.
- S'accroupir pour ramasser ou soulever un objet.
- S'asseoir le buste droit sur des sièges durs.
- Dormir sur un matelas ferme.

Conclusion

La chirurgie de la hernie discale a pour but de lever la compression radiculaire, c'est une chirurgie de la douleur. Avec l'apprentissage d'une bonne hygiène lombaire, le travail peut être repris dans les deux à trois mois suivant l'intervention. Dans le cas d'un travail de force, il faudra envisager un reclassement professionnel. Dans tous les cas le patient devra suivre tout au long de sa vie les conseils d'hygiène lombaire prodigués par l'infirmière.

IV

FICHES TECHNIQUES

Préparer un patient pour des examens neurologiques et le surveiller à son retour

Actes professionnels

- Donner les informations spécifiques indispensables sur la procédure, le déroulement et le suivi de l'examen
- Répondre aux questions formulées par le patient en retour
- Apporter des paroles sécurisantes avant et après l'examen

Pour l'artériographie et la biopsie musculaire

- Pratiquer un rasage de la région ponctionnée si nécessaire
- Surveiller le patient au retour de l'examen et dépister d'éventuelles complications

Diagnostics infirmiers prévalants

- Anxiété
- Douleur
- Manque de connaissances

1

Connaissances requises

Artériographie, Doppler

- Citer les grands axes de la circulation artérielle du cerveau (*cf.* Première partie, chapitre 1)

Pour tous les examens

- Expliquer les principes : procédé physique employé, réalisation, but
- Citer les indications et les contre-indications
- Expliquer la préparation du malade avant l'examen
- Décrire les éléments de surveillance clinique post-examen
- Citer les complications post-examen à rechercher chez le patient

Introduction : plusieurs examens complémentaires viennent assister le neurologue dans la prise en charge des malades neurologiques : examens anatomiques ou fonctionnels. Aucun examen ne permet de remplacer l'examen clinique neurologique, l'interrogatoire du patient reste primordial. Seul un examen complémentaire, guidé par l'examen clinique, sera utile. En outre, toute exploration neurologique nécessite, en raison du caractère impressionnant et traumatisant de l'examen, une préparation psychologique et/ou physique du patient avant son départ en radiologie.

▲ Scanner ou tomodensitométrie (TDM) cérébral ou médullaire

▲ Les principes

Apparu dans les années 70, le scanner cérébral a révolutionné la neurologie et la neurochirurgie qui ne disposaient jusqu'alors que de moyens invasifs et donc dangereux.

Le scanner utilise les techniques de radiologie conventionnelle (les rayons X) et les capacités plus récentes de calcul de l'ordinateur permettant la reconstruction des images suivant les densités mesurées des différents tissus.

Le scanner peut être réalisé sans préparation ou après l'injection d'un produit de contraste iodé. Il nécessite la participation du patient pour maintenir l'immobilité. L'allergie à l'iode n'est pas une contre-indication absolue, mais elle doit être recherchée systématiquement afin de mettre en route un traitement préventif.

Spontanément, sans injection d'iode, les aspects radiologiques des différents tissus sont :
- l'os et le sang, hyperdenses (blanc) ;
- l'eau (LCR), hypodense (noir) ;
- le parenchyme cérébral, (gris).

Après injection d'iode, certaines zones pathologiques (AVC récent, tumeur) sont hyperdenses.

▲ Les indications

- Exploration des pathologies cérébrales parenchymateuses : AVC, tumeurs cérébrales.
- Bilan des traumatismes crâniens.

▲ Les contre-indications

L'allergie à l'iode qu'il faut rechercher et dépister.

▲ Les soins infirmiers

Il faut informer le patient de la possibilité ou non d'une injection de produit radio-opaque par voie intraveineuse (*cf.* Artériographie), de l'obligation d'une immobilité totale pendant toute la durée de l'examen (de quarante-cinq minutes à une heure), de la sensation de claustrophobie que peut entraîner l'habitacle clos.

En cas d'allergie, une prémédication sera effectuée selon le protocole du service. Si une injection de produit de contraste est prévue, il est nécessaire de ne donner au patient qu'un repas léger.

Au moment du départ, bijoux, prothèses dentaires, etc., sont ôtés pour éviter de fausses images. Après l'examen, aucune surveillance particulière n'est nécessaire.

▲ Imagerie par résonance magnétique (IRM) ou résonance magnétique nucléaire (RMN)

▲ Les principes

L'IRM correspond à un procédé radiologique très différent de la radiologie classique. Il correspond à l'analyse de modification d'axe de protons constituant le noyau des atomes d'hydrogène soumis à un champ magnétique.

▲ Les indications

L'IRM permet une excellente analyse anatomique du système nerveux central, et particulièrement des zones d'études difficilement accessibles par le scanner, comme le tronc cérébral ou la moelle.

Cet examen a presque fait disparaître l'indication des myélographies. L'analyse du système artériel et veineux extra- et intracérébral tend à devenir une pratique quotidienne.

▲ Les contre-indications ou précautions d'emploi

L'IRM a des contre-indications qu'il faut connaître. La présence de *métaux ferreux* dans le corps est une contre-indication absolue à la pratique d'une IRM à cause du risque d'échauffement du métal.

Le patient doit donc être systématiquement interrogé afin de rechercher :

- un pacemaker ;
- un corps étranger chirurgical : clou, vis, prothèses orthopédiques, clips vasculaires (sur un anévrisme intracérébral, par exemple). Cependant, les matériaux utilisés sont actuellement souvent compatibles avec la pratique de l'IRM ;

– un éclat de matériel, éclat d'obus, corps métallique intra-oculaire.

Par ailleurs, l'appareil étant étroit et fermé, la *claustrophobie* contre-indique cet examen. Une prémédication anxiolytique peut être une aide.

Une *charge pondérale* supérieure à 100 kg est un obstacle technique rendant impossible l'examen.

▲ Les soins infirmiers

Le patient est informé du caractère normalement bruyant de l'appareil. Cet examen parfaitement indolore nécessite toutefois d'enlever tout objet métallique (bijoux, épingle à cheveux, etc.) qui interfère dans le champ magnétique, ainsi que les lentilles de contact, le maquillage, la laque. Le patient est également informé de la possibilité d'injection d'un produit de contraste non iodé.

La durée de l'examen est de l'ordre de trente à quarante-cinq minutes et aucune surveillance particulière n'est nécessaire

▲ Écho-Doppler des vaisseaux du cou

▲ Les principes

L'échographie utilise une technique basée sur les ultrasons.

Le Doppler permet la mesure du flux sanguin et de déterminer le diamètre des vaisseaux.

▲ Les indications

Il permet d'étudier les vaisseaux du cou, plus particulièrement l'origine de la carotide interne, mais aussi les artères vertébrales dans le bilan des accidents vasculaires cérébraux. L'examen Doppler peut montrer :

– une sténose artérielle ;
– une occlusion artérielle.

L'échographie visualise une plaque athéromateuse et son aspect éventuellement ulcéré.

Il ne nécessite aucune préparation et peut être réalisé en urgence.

▲ Les contre-indications

Il n'y a ni contre-indication, ni complication à craindre.

En revanche il existe des limites : le Doppler est totalement dépendant de l'examinateur et ne peut être relu comme des radiographies.

▲ Les soins infirmiers

Cet examen parfaitement indolore ne nécessite aucune surveillance particulière.

▲ Artériographie cérébrale (angiographie)

▲ Les principes

C'est une technique radiologique conventionnelle (rayons X) permettant la visualisation du système artériel après injection d'un produit de contraste iodé (PDC).

Une ponction artérielle permet l'injection de produit de contraste.

Le point de ponction est :

- soit fémoral avec cathétérisme rétrograde de l'aorte (méthode de Seldinger), puis cathétérisme sélectif des différentes artères ;
- soit carotidien et/ou au pli du coude, permettant l'injection directe du PDC.

L'injection est suivie de clichés radiologiques successifs permettant de suivre l'injection artérielle, capillaire et le drainage veineux du système vasculaire extra et intracrânien.

▲ Les indications

Elles sont à visée diagnostique ou thérapeutique (artériographie interventionnelle).

- Bilan d'accident vasculaire cérébral :
  - recherche d'une sténose carotidienne ou d'une pathologie vasculaire, d'une occlusion ou d'une sténose d'un vaisseau intracrânien ;
  - recherche d'une malformation vasculaire, d'anévrismes ;
  - bilan de certaines tumeurs cérébrales.
- L'artériographie interventionnelle permet le traitement par embolisation intravasculaire de malformations vasculaires intracérébrales.

▲ Les contre-indications

L'artériographie reste un examen qui n'est pas sans risques.

- L'allergie à l'iode qui doit être prévenue par une recherche systématique et un traitement préalable.
- Un spasme artériel au point de ponction ;
- L'embolisation d'une plaque athéromateuse détachée lors du cathétérisme.

Cette technique devrait connaître une diminution de l'artériodiagnostic à la faveur de l'IRM, et un développement de l'artério-interventionnelle évoluant vers de nouvelles techniques de neurochirurgie.

▲ Les soins infirmiers

→ ***Avant l'examen***

Le patient est informé du caractère invasif de l'examen (injection d'un produit opaque par voie artérielle ou veineuse). Il est important de lui signaler la sensation de chaleur intense mais fugace ressentie dans tout le corps lors de l'injection ainsi que la durée de l'examen, une heure environ.

Les facteurs de risques allergiques sont vérifiés lors de l'interrogatoire médical. S'ils sont nombreux, une prémédication visant à les supprimer est faite trois jours avant l'examen. Un rasage de la région ponctionnée est également réalisé si nécessaire.

Pour les patients hypertendus ou coronariens, la prise du traitement est possible le jour de l'examen, sans précautions particulières.

Les traitements anticoagulants sont arrêtés avant l'examen : quatre heures pour l'héparinothérapie, huit à douze heures pour la calcithérapie, trois jours pour les antivitamines K.

Le contrôle de la crase sanguine est effectué systématiquement le matin de l'examen.

Les traitements par les biguanides pour les patients diabétiques sont également arrêtés trois jours avant l'examen.

→ ***Au moment du départ pour l'examen***

Une surveillance neurologique est effectuée. Elle porte sur l'état de conscience, sur les réflexes pupillaires, sur la mobilité des membres et sur la tension artérielle, de façon à avoir des éléments de comparaison pour la surveillance post-examen.

Le malade est à jeun ; il lui est demandé également de vider sa vessie et d'enlever tout objet de valeur (bijoux, prothèse, lunettes, etc.).

Il faut aussi veiller à préparer le dossier du patient qui doit comporter une radiographie pulmonaire, un électrocardiogramme, un bilan d'hémostase, le groupe sanguin, une numération formule sanguine, un bilan sérique. Il convient également de joindre des étiquettes, les fiches de GAMM et le billet de salle pour les mineurs (autorisation parentale).

→ ***Au retour de l'examen***

Le patient est installé au repos, au lit pendant 24 heures, tête légèrement surélevée.

• *Si la ponction a été réalisée au niveau d'un membre,* il est important :
- de surveiller le point de ponction (coude, pli inguinal) pour déceler un éventuel hématome ;
- d'éviter de plier le membre pour limiter les phénomènes de compression ;
- de surveiller la couleur et la température du membre ainsi que les pouls distaux (fémoraux, huméraux, radiaux, pédieux ou tibiaux postérieurs en fonction du point de ponction) pour dépister une éventuelle thrombose ; ceci toutes les heures pendant quatre heures, puis toutes les trois heures.

• *Si la ponction est carotidienne,* le risque essentiel reste l'hématome local qui pourrait entraîner des gênes respiratoires et/ou de déglutition. C'est pourquoi les pouls carotidiens sont surveillés toutes les demi-heures et qu'il est demandé au patient de limiter les mouvements de la tête.

Quel que soit le point de ponction, la surveillance portera sur les signes vitaux (pulsations, tension artérielle, diurèse) et sur les signes neurologiques (motricité, sensibilité, réflexe pupillaire, céphalées) de façon à dépister tout déficit nouveau.

Enfin, l'infirmière veillera à l'hydratation du patient (1,5 litre d'eau environ) de façon à favoriser l'élimination du produit de contraste.

▲ Électroencéphalogramme

▲ Les principes

C'est l'enregistrement de l'activité électrique cérébrale au moyen d'electrodes placées sur le cuir chevelu (durée 20 min).

▲ Les indications

- Épilepsies.
- Encéphalopathies.

Il n'y a pas de risque, ni de contre-indication.

▲ Les soins infirmiers

Il est important d'informer le patient du caractère indolore de l'examen dont la durée est de l'ordre de trente minutes, et de la nécessité d'appliquer sur le cuir chevelu des électrodes enduites de pâte conductrice ou d'électrodes munies de très fines aiguilles. L'examen se fait sur cheveux propres et nécessite un shampooing après l'examen.

Il est également possible d'effectuer l'examen sous sommeil ou privation de sommeil, sous stimulation lumineuse ou sonore intermittente ou sous hyperventilation.

▲ Électromyogramme

▲ Les principes

C'est l'enregistrement de l'activité musculaire électrique.

▲ Les indications

Il permet l'analyse du fonctionnement des nerfs périphériques et du fonctionnement musculaire.

L'analyse des nerfs périphériques permet l'enregistrement musculaire des territoires stimulés et l'étude de la conduction de ces nerfs.

▲ Les contre-indications

Cet examen est désagréable, en particulier lorsqu'il est pratiqué à la face.

Il ne comporte pas de contre-indication.

▲ Les soins infirmiers

Avant l'examen, qui dure de trente minutes à une heure, l'infirmière informe le patient du caractère désagréable mais peu douloureux de l'électromyogramme.

L'infirmière s'assure d'une bonne hygiène corporelle et informe le patient que sa participation sera sollicitée (contractions musculaires).

▲ Potentiels évoqués

▲ Les principes

Il s'agit de l'enregistrement de l'activité électrique du cerveau en relation avec une stimulation sensorielle, visuelle (PEV), auditive (PEA) ou somesthésique (PES).

C'est la sommation de la réponse à des stimulations multiples qui permet d'extraire de l'activité électrique globale une activité isolable. La latence et l'amplitude de l'onde évoquée sont analysées.

▲ Les indications

- Mise en évidence d'une lésion en un point du système nerveux central ralentissant ou interrompant le transfert des informations sensorielles.
- L'intérêt est de mettre en évidence des lésions de petite taille sans retentissement radiologique. La principale indication est longtemps restée la sclérose en plaques.

▲ Les contre-indications

Il n'y a pas de contre-indication, uniquement des précausions à prendre. Ces examens doivent être réalisés sur un malade calme et coopérant. L'agitation ou l'opposition d'un patient sont un obstacle à la réalisation de l'examen.

Les trois potentiels évoqués sont :
- le PEV : potentiel évoqué visuel ;
- le PEA : potentiel évoqué auditif ;
- le PES : potentiel évoqué somesthésique.

▲ Les soins infirmiers

Ces examens peuvent être réalisés individuellement ou en totalité selon l'indication et durent alors entre une heure trente et deux heures. Il n'est pas nécessaire d'être à jeun lors de ces examens.

Ils sont à réaliser à distance d'une ponction lombaire (phonophobie et photophobie augmentées). Ils nécessitent de la part de l'infirmière une information précisant leur déroulement et leur durée.

→ ***PEV*** : l'examen s'effectue en position assise, dans l'obscurité. Il demande la participation du patient qui doit fixer pendant toute la durée de l'examen un point central sur un damier.

Si le patient est porteur de lunettes correctives, il doit s'en munir le jour de l'examen. Un test d'acuité visuelle est toujours réalisé avant le PEV.

→ ***PEA*** : cet examen s'effectue également dans l'obscurité, en position demi-assise, avec un casque sur les oreilles. Le patient doit être le plus détendu possible. Tout bruit parasite interférant dans le bon déroulement de l'examen doit être évité.

Une étude du seuil auditif est effectuée au préalable.

L'examen dure environ une heure.

→ ***PES*** : pour cet examen, une sédation est nécessaire (Valium en gouttes) pour obtenir un relâchement musculaire maximal.

C'est un examen peu douloureux mais gênant de par les excitations électriques. Il dure environ une heure.

▲ Biopsie musculaire ou neuromusculaire

▲ Les principes

C'est le prélèvement chirurgical d'un fragment de muscle ou qui associe un paquet de nerf et de muscle permettant l'analyse anatomopathologique.

Le site de prélèvement est le plus souvent le deltoïde en cas de biopsie musculaire et, pour la biopsie neuromusculaire, sous le col du péroné, une branche sensitive à destinée cutanée du nerf sciatique poplité externe.

▲ Les indications

- Diagnostic d'une maladie musculaire congénitale (myopathie) ou acquise (myosite).
- Diagnostic d'une maladie de nerf périphérique.

▲ Les contre-indications

Il n'existe pas de réelle contre-indication mais des précautions de réalisation usuelles concernant un éventuel traitement anticoagulant.

▲ Les soins infirmiers

Pour cet examen invasif, il importe d'informer le patient du caractère désagréable de la biopsie (anesthésie locale, prélèvement, suture), de la diminution de la sensibilité de la zone de prélèvement qui s'atténuera progressivement, des fourmillements « normaux » qui peuvent survenir quelques jours après l'examen, de la nécessité de ne pas marcher pendant 48 heures, ou de ne faire aucun effort avec le bras (par exemple couper la viande, porter une valise, etc.) en fonction du site de prélèvement.

Après l'examen, le pansement sera refait au deuxième et au cinquième jour et les fils enlevés au dixième jour.

Tout examen, même indolore, survenant dans le contexte d'une hospitalisation engendre chez le patient une anxiété qu'il faut tenter de réduire au maximum. C'est pourquoi la préparation psychologique doit être la priorité de l'infirmière. Une information claire, concise et adaptée au patient est souvent suffisante pour lever l'inquiétude : c'est un moment privilégié d'échanges.

✍ ....

Collaborer à la réalisation d'une ponction lombaire et surveiller le patient après l'examen

Actes professionnels

- Préparer le matériel pour la ponction et les tubes prescrits
- Expliquer le déroulement de l'examen et les consignes à respecter avant et après la ponction
- Installer le patient de manière adéquate en fonction de son état
- Obtenir la collaboration du patient pendant l'examen
- Servir le médecin lors de la ponction lombaire en respectant une asepsie rigoureuse
- Rassurer le patient et surveiller son état tout au long de l'examen
- Effectuer un pansement occlusif stérile au point de ponction
- Installer le patient après l'examen
- Inviter le patient à signaler tout problème éventuel
- Envoyer les prélèvements effectués en respectant les consignes des laboratoires

Diagnostics infirmiers prévalants

- Douleur
- Anxiété
- Manque de connaissances

2

Connaissances requises

- Décrire le circuit du liquide céphalorachidien : sécrétion, circulation, résorption
- Préciser le point de ponction et justifier ce choix
- Citer la contre-indication absolue à l'examen et expliquer comment la rechercher
- Citer les buts et les indications de la ponction lombaire
- Préciser les analyses le plus couramment pratiquées sur le LCR
- Décrire l'installation du patient en fonction de son état
- Citer les critères d'asepsie à respecter
- Expliquer la surveillance à pratiquer pendant et après l'examen
- Citer les complications à redouter

▲ Ponction lombaire

Mots clés : asepsie ; LCR ; céphalées.

Définition

La ponction lombaire permet d'accéder au liquide céphalorachidien qui entoure le système nerveux central.

Rappel anatomophysiologique

Le liquide céphalorachidien (LCR) est un liquide dont la composition est proche du plasma sanguin. Il se trouve autour du système nerveux central, dans l'espace méningé situé entre la pie-mère et l'arachnoïde ainsi qu'à l'intérieur du système ventriculaire.

Ce n'est pas un liquide qui stagne : sécrété en permanence par les plexus choroïdes à l'intérieur des ventricules latéraux, il circule dans le système ventriculaire et méningé, et est résorbé par les granulations de Paccioni à la convexité crânienne. Il est renouvelé environ trois fois par jour.

L'accès au liquide céphalorachidien dans un but thérapeutique ou diagnostique est possible au niveau lombaire *(figure 39)*. En dessous du niveau L2, le canal méningé dural ne contient plus de moelle. Il n'y a donc pas de risque de blessure médullaire. L'accès au liquide céphalorachidien par voie lombaire se nomme une ponction lombaire.

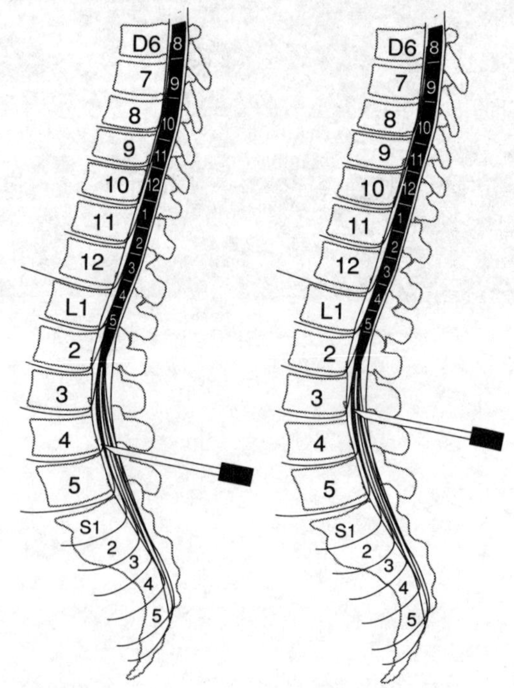

Figure 39 : Sites de la ponction lombaire

▲ Les buts de la ponction lombaire

→ ***Pourquoi accéder au LCR ?***

- Pour prélever du LCR, dans un but diagnostique en cas de syndrome méningé (suspicion de méningite ou hémorragie méningée) mais aussi pour poser le diagnostic de maladies du système nerveux : sclérose en plaques, syndrome de Guillain-Barré, maladie inflammatoire.
- Dans un but diagnostique ou thérapeutique, afin d'injecter un produit dans l'espace méningé (aussi appelé intrathécal) :
  - produit de contraste des myélographies ;
  - chimiothérapie anticancéreuse, antibiothérapie, médicaments antalgiques.
- Pour deux autres indications plus rares :
  - évacuer le LCR en cas d'hydrocéphalie par trouble de la résorption (hydrocéphalie dite « à pression normale ») ;
  - mesurer la pression du LCR.

Une contre-indication absolue à la pratique de la ponction lombaire est l'existence d'une hypertension intracrânienne car il existe alors un risque d'engagement cérébral provoqué par la ponction lombaire. La réalisation systématique préalable d'un fond d'œil ou d'un scanner cérébral permet d'éliminer l'hypothèse d'une hypertension intracrânienne.

▲ Les prélèvements

La nature des prélèvements à effectuer doit être déterminée avant la ponction lombaire. Ainsi, le médecin fixe le nombre de tubes à prélever. Pour les examens moins fréquents, il est nécessaire de contacter le laboratoire responsable.

Les prélèvements les plus habituels sont ceux concernant :
- la biochimie (mesure glycorachie et protéinorachie) ;
- la bactériologie (examen direct et culture) ;
- la cytologie - anatomopathologie ;
- l'électrophorèse des protéines du LCR ;
- la sérologie syphillis, HIV.

Nombre de ces examens doivent être « techniqués » rapidement et les tubes doivent être portés directement au laboratoire et ne pas attendre un ramassage quelques heures plus tard. Les prélèvements anatomopathologiques doivent en particulier être portés en urgence.

▲ La technique de la ponction lombaire

La ponction est faite entre les apophyses épineuses des vertèbres lombaires L3 et L4, permettant de passer le ligament intervertébral et de pénétrer l'espace méningé.

- Dans un premier temps, il faut installer et préparer le patient :
  - il peut être assis ou en décubitus latéral. Son rachis lombaire doit être arrondi, par exemple en s'enroulant autour d'un oreiller afin d'ouvrir l'espace entre les épineuses ;
  - le patient doit être calme, détendu, prévenu du déroulement de la ponction.
- Dans un deuxième temps : le médecin repère les niveaux vertébraux et l'espace interépineux.

  Les règles d'asepsie doivent être scrupuleusement respectées :
  - désinfection de la peau, soigneux lavage des mains, gants stériles, nouvelle désinfection de la peau ;
  - l'aiguille spécifique pour une ponction lombaire comporte un mandrin, il est nécessaire de vérifier avant la ponction qu'il coulisse correctement. Plusieurs diamètres d'aiguilles sont disponibles ;
  - la ponction doit rester dans le plan médian, l'obstacle de passage du ligament vertébral est reconnu devant une résistance au passage de l'aiguille. Le LCR apparaît quand l'aiguille est dans l'espace méningé lors du retrait du mandrin ;
  - l'aspect de ce liquide doit être noté (aspect trouble, purulent ou au contraire clair « eau de roche », caractère hémorragique). La facilité de l'écoulement du liquide est aussi observée ;
  - les tubes recueillant le prélèvement doivent être rapidement passés et remplis de quelques gouttes ;
  - une fois le prélèvement effectué, le médecin retire l'aiguille. Il faut alors nettoyer la peau, faire un pansement.

▲ Les conseils pratiques

Afin de prévenir le risque de céphalées post-ponction lombaire, plusieurs méthodes sont proposées.

- La plus usuelle est le maintien du patient en décubitus strict pendant 24 heures.
- Il faut assurer une bonne hydratation (certaines équipes posent une perfusion).
- Il est également possible de commencer par une heure de décubitus ventral après la ponction lombaire.

Cas particuliers : certaines ponctions peuvent être traumatiques et les premières gouttes de LCR seront sanglantes. C'est la disparition progressive du sang au fur et à mesure du prélèvement qui permet d'éliminer le LCR hémorragique de l'hémorragie méningée, car dans ce cas tous les tubes seraient uniformément sanglants.

▲ Les incidents : risques de la ponction lombaire

Le risque le plus fréquent, qui fait la mauvaise réputation de cet examen, est celui des céphalées post-ponction lombaire. Elles peuvent être durables pendant plusieurs jours. Elles s'expliqueraient par l'écoulement du LCR après la ponction par l'orifice qu'elle a pu laisser.

Si, malgré les mesures préventives, ces céphalées apparaissent au lever, il faut réaliter et hydrater le patient, ne pas hésiter à lui donner des antalgiques (sur prescription médicale). Quelques équipes proposent l'injection de quelques centimètres cube de sang au niveau du point de ponction pour permettre l'occlusion de cet orifice.

▲ Conclusion

La ponction lombaire est un examen simple, souvent peu douloureux, mais qui garde une mauvaise réputation auprès des patients. Cet examen reste indispensable dans bon nombre de maladies neurologiques, car il permet d'analyser plus précisément le système nerveux central.

Soins infirmiers

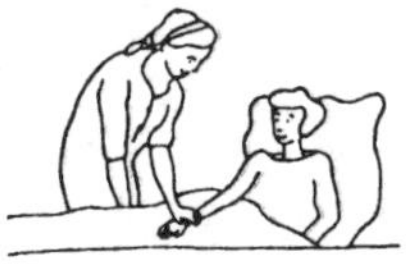

La ponction lombaire est un examen pratiqué fréquemment en neurologie. Il est primordial d'éliminer, avant de débuter l'examen, une hypertension intracrânienne (risque d'engagement des centres vitaux du bulbe) détectée par scanner ou examen du fond de l'œil.

Avant l'examen

L'infirmière informe le patient du caractère peu douloureux mais désagréable de la ponction. Il est parfois nécessaire d'administrer au patient un sédatif s'il est trop anxieux et de le laisser à jeun pour éviter les nausées.

L'installation du patient

En fonction des signes cliniques présentés ou de son handicap, le patient est soit assis au bord du lit, jambes pendantes, oreillers sur les genoux de façon à faire le dos rond, soit en décubitus latéral, en chien de fusil, genoux ramenés sous le menton.

La colonne vertébrale doit être bien enroulée au niveau lombaire de façon à ouvrir au maximum l'arc postérieur et les espaces intervertébraux afin de faciliter l'introduction de l'aiguille.

Pendant l'examen

L'infirmière maintient le malade dans la position désirée et lui demande de respirer calmement.

Respect rigoureux des règles d'asepsie

- L'infirmière procède à la désinfection de la peau avec un antiseptique puissant après s'être lavée les mains.
- Elle se lave les mains avant et après l'asepsie de la peau.
- Elle veille à l'asepsie des mains du médecin et lui prépare les gants et l'aiguille stériles.
- Elle présente les tubes de laboratoire étiquetés (3 à 5 ml) avec les mentions biochimie, cytobactériologie, anatomopathologie et autres si prescrits pour recueillir le LCR. En cas de mesure de la pression intrarachidienne, l'infirmière aide le patient à s'allonger, présente le manomètre au praticien et réalise la compression des jugulaires ou de l'aorte abdominale. Elle prépare éventuellement les médicaments à injecter (antibiotiques, corticoïdes, etc.).
- Elle s'inquiète de l'état du patient et de ses réactions (sueurs, vertiges, céphalées, douleurs au niveau de la jambe, envie d'uriner).
- Elle aseptise la peau après le retrait de l'aiguille et réalise un pansement stérile légèrement compressif qui évite les fuites du LCR et qui est maintenu pendant 24 heures.

Après l'examen

Le patient est informé de la nécessité d'un repos absolu, au lit, à plat et sans oreillers, pendant 24 heures. Il est installé en décubitus ventral pendant environ une heure pour éviter les fuites de LCR puis en décubitus dorsal. Cette position diminue le risque de céphalées en ralentissant le drainage du LCR vers l'espace inter-rachidien.

On observe parfois des céphalées et des nausées dues aux modifications de pression consécutives à la soustraction du liquide céphalorachidien. Il est conseillé au malade de boire abondamment afin de faciliter la formation du LCR.

Le premier repas est pris six heures environ après l'examen.

Conclusion

La ponction lombaire est un examen anxiogène pour le patient, bien que peu douloureux et sans conséquence pour peu que les règles d'asepsie et les consignes après l'examen soient scrupuleusement respectées par toute l'équipe soignante.

Glossaire

A

Acalculie : trouble du calcul ou de la manipulation des données chiffrées.

Acromégalie : hypertrophie des os plats et courts.

Agnosie : trouble de la reconnaissance des objets.

Agraphie : trouble de l'écriture acquis, pouvant toucher l'écriture spontanée, la copie ou la dictée.

Akinésie : réduction de la mobilité volontaire ou automatique en l'absence de paralysie.

Alexie : trouble acquis de la lecture, affectant la lecture à voix haute, et de la compréhension du langage écrit.

Algoneurodystrophie : ensemble de syndromes douloureux vasomoteurs et trophiques d'origine sympathique.

Aménorrhée : absence de règles en dehors de l'état de grossesse chez une femme en âge d'être réglée.

Anarthrie : trouble de l'articulation du langage qui est, en revanche, bien élaboré et bien compris.

Anévrisme : hernie sur la paroi vasculaire artérielle.

Angiome : malformation artérioveineuse constituée d'une agglomération de vaisseaux sanguins.

Anosognosie : méconnaissance de la maladie allant jusqu'à un déni.

Apraxie : trouble de la réalisation des gestes, en l'absence d'un déficit moteur ou sensitif.

B

Bradycardie : ralentissement du rythme cardiaque.

C

Chiasma optique : zone de substance blanche du cerveau située au-dessus de la selle turcique où les deux bandelettes optiques s'accolent et paraissent se souder pour se séparer à nouveau en s'entrecroisant partiellement pour former les nerfs optiques.

Clonus : série de contractions rapides et réflexes (optenues par étirement brusque de certains muscles) témoignant d'une lésion du faisceau pyramidal.

Comitialités : crises d'épilepsie.

Contusions : lésions hémorragiques superficielles.

Cushing (maladie de) : hypercorticisme.

D

Décérébration (réaction à type de) : contracture musculaire de type extra-pyramidal, en extension, qui correspond à une lésion du mésencéphale.

Diabète insipide : maladie caractérisée par une polyurie et polydipsie intense en rapport avec un déficit en hormone antidiurétique.

Dysarthrie : difficulté de la parole due à une paralysie ou à un spasme des organes de la phonation.

Dysautomie : fonctionnement anormal du système nerveux autonome.

Dyskinésies : mouvements involontaires brusques, touchant les membres, le tronc, l'extrémité distale, observés en complication de la dopathérapie dans la maladie de Parkinson.

E

Échographie : étude de certains organes grâce à la réflexion d'un faisceau d'ultrasons.

Embarrure : fracture de la voûte du crâne par enfoncement, caractérisée par l'existence d'un fragment complètement détaché et déplacé en bloc parallèlement à la surface du crâne.

Embolisation : obstruction thérapeutique par une substance synthétique du pédicule artériel, d'une malformation, d'une tumeur ou d'une lésion hémorragique.

Engagement cérébral : refoulement de certaines parties du cerveau à travers les orifices intracrâniens de la dure-mère.

Épendymaire : relatif à l'épendyme ; canal ou cavité épendymaire ; canal virtuel situé au centre de la substance grise médullaire.

Épistaxis : écoulement de sang par le nez.

F

Fasciculations : secousses d'un certain nombre de fibres musculaires observables en surface des muscles mais n'entraînant pas de mouvement. Les fasciculations indiquent une excitabilité anormale de certaines unités motrices.

Feutrage : opération qui consiste à produire l'agrégation intime des filaments isolés.

Fibrose : hyperplasie conjonctive faite de fibres.

G

Galactorrhée : écoulement de lait en dehors des conditions ordinaires de lactation.

H

Hématome extra-dural : collection hématique siégeant dans l'espace extra-dural (entre la dure-mère et l'os).

Hématome sous-dural : collection hématique siégeant dans l'espace intra-dural.

Hémianopsie : perte de la vue dans une moitié du champ visuel touchant le plus souvent les deux yeux (HLH).

Hydrocéphalie : dilatation des cavités ventriculaires intracérébrales consécutive à un excès de liquide céphalorachidien. On décrit deux variétés d'hydrocéphalie :

- L'hydrocéphalie communicante, qui se manifeste par une dilatation de la totalité du système ventriculaire, elle est consécutive à une hypersécrétion du LCR ou à une gêne de sa résorption au décours de méningites, hémorragies méningées, hématomes sous-duraux ;
- l'hydrocéphalie non communicante ou bloquée par obstruction ; elle apparaît lorsqu'une lésion gêne la circulation normale du LCR.

Hypertension intracrânienne : augmentation de la pression intra-crânienne liée à une hypertension des vaisseaux cérébraux, à un œdème cérébral.

Hypercapnie : augmentation du CO_2 dissous dans le plasma sanguin liée à une élimination de la ventilation pulmonaire.

Hypertrichose : développement anormal du système pileux.

Hypocapnie : diminution du CO_2 dissous dans le plasma sanguin liée à une augmentation de la ventilation pulmonaire.

Hypoglycorachie : diminution du taux des glucides, normalement situé entre 0,40 et 0,60 g par litre dans le LCR.

I

Intervalle libre : temps écoulé entre la reprise de la conscience après la perte de connaissance initiale et les premiers signes d'altération de la conscience.

J

Jargon : langage non compréhensible du fait de paraphasies ou de néologismes.

L

Logorrhée : langage très fluent, abondant et non canalisable.

M

Méningiome : tumeur développée à partir des méninges.

Métopirone (test à la) : méthode d'étude de la sécrétion d'hormone corticotrope (ACTH) par l'antéhypophyse.

Mydriase : dilatation de la pupille.

Myosis : contraction de la pupille.

N

Neurinome : tumeur développée à partir de la gaine de Schwann.

Nucléolyse : technique de destruction du noyau du disque intervertébral par un produit chimique.

Nucléotomie : ablation du noyau du disque intervertébral par voie endoscopique.

O

Obnubilation : obscurcissement de la conscience.

Oculo-moteur (nerf) : ensemble de structures qui interviennent dans la mobilité oculaire intrinsèque ou extrinsèque.

Œdème cérébral : envahissement des cellules cérébrales par l'eau.

On-off (phénomènes) : au cours de la maladie de Parkinson traitée par dopathérapie, on observe une alternance de périodes dans la journée où le traitement est efficace et l'akinésie corrigée (phase on) et de périodes où le traitement devient inefficace avec réapparition de l'akinésie (phase off).

Otoragie : écoulement de sang par le conduit auditif externe.

P

Paresthésie : anomalie de la perception des sensations, à type de fourmillements, sensations douloureuses, sensations de chaleur ou de froid, engourdissements, etc.

Plexus choroïde : réseau de cordons vasculaires ou nerveux, anastomosés et entrelacés. Veines des ventricules latéraux du cerveau.

R

Radiothérapie stéréotaxique : technique d'irradiation en condition stéréotaxique qui permet de délivrer une dose de rayons au niveau d'une zone cible.

Réflexes cutanés : réflexes déterminés par l'excitation de certains points des téguments se manifestant par une contraction musculaire involontaire.

Réflexe nociceptif : réaction de défense déclenchée par un stimulus douloureux – la réaction observée peut être adaptée pour écarter le stimulus douloureux, inadaptée (mouvement non orienté ou grimace) ou absente.

Réflexe photomoteur : contraction pupillaire réflexe en myosis lors de l'éclairage brusque de la pupille.

Réflexes ostéotendineux : réflexes déterminés par l'étirement des muscles par percussion des tendons.

S

Saccoradiculographie : exploration des racines et du cul-de-sac dural après injection d'un produit de contraste par ponction lombaire.

Score de Glasgow : permet d'évaluer la profondeur d'un coma par l'ouverture des yeux, la réponse verbale et la réponse motrice à une stimulation douloureuse.

Sédation : thérapeutique utilisant des produits anesthésiques ou sédatifs dont les objectifs sont la facilitation thérapeutique, le traitement et la prévention de l'hypertension intracrânienne.

Sous-arachnoïdien (espace) : l'espace sous-arachnoïdien est délimité par l'arachnoïde qui adhère à la dure-mère et passe en pont au-dessus des sillons et des vaisseaux.

Stase papillaire : congestion de la papille optique appréciable au fond d'œil, traduisant une hypertension intracrânienne.

Stéréotaxie : méthode qui consiste à atteindre une région profonde du cerveau préalablement définie par ses coordonnées dans les trois plans de l'espace.

T

Tachycardie : accélération du rythme cardiaque.

Transit isotopique du LCR : étude de la circulation et de la résorption du LCR à l'aide d'un produit isotopique radioactif introduit par voie lombaire (diagnostic hydrocéphalie à pression normale).

Tumeurs gliales : tumeurs développées aux dépens des cellules gliales étoilées ou des oligodendrocytes.

Turgescence cérébrale : augmentation du volume du cerveau par rétention du sang veineux.

V

Ventriculocisternostomie : dérivation du LCR des ventricules latéraux vers la grande citerne (chirurgie dans les hydrocéphalies par obstruction du trou de Monro).

Ventriculostomie : intervention consistant à ouvrir un ventricule cérébral (habituellement le troisième) dans les citernes de la base du crâne pour drainer une hydrocéphalie.

Bibliographie

- Bousser MG, Baron JC. *Migraines et Algies vasculaires de la face*, Paris : Sandoz, 1979, 196 p.
- Bouvier G, Pleines J, Giroux JC. *Le Nursing en neurologie et en neurochirurgie*, Québec : Edisem, 1978.
- Carpenito LJ. *Diagnostic infirmier*, Paris : Medsi, 1986, 580 p.
- Desrouesne C. *Pratique neurologique*, Saens : Flammarion Médecine-Sciences, 1983.
- De Recondo J. *Principaux Syndromes neurologiques*, Lab. Roussel, 1980.
- Fakacs C, Audic B et al. *Rééducation des neurovessies*, Paris : Ed. Techniques, EMC, Kinésithérapie Rééducation fonctionnelle, 26496A10, 1992.
- Headache Classification Committee of International Headache Society. *Céphalée, névralgies crâniennes, douleurs de la face, classification et critères diagnostiques*. Rev Prat (Paris) 1990 ; 40(5) : 426-429.
- Kuntzer T, Steck AJ, Bouche P. *Polyradiculonévrites idiopathiques, Neuropathies périphériques*, Paris : Doin, 1992.
- Lacote M, Chevalier AM, Miranda A, Bleton JP. *Évolution clinique de la fonction musculaire*, 2e éd., Paris : Maloine, 1989.
- Lebiez PE, Lyon-Caen O. *Sclérose en plaques*, Rev Prat 41, 1 : 68-72, 1991.
- Lubetzki C. *IRM et sclérose en plaques*, Tempo Med 454 : 17-19, 1992.
- Masson M, Cambier J, Dehen H. *Abrégé de Neurologie*, 6e éd. Paris : Masson, 1989.
- Médina MA. *Prise en charge des troubles vésico-sphinctériens chez le paraplégique en service de rééducation*, Mémoire Diplôme d'Université Explorations Fonctionnelles Uro-Gynécologiques et Rééducation Pelvi-Périnéale, 1992.
- Meininger V. *Traitement de la sclérose latérale amyotrophique*, Rev Prat, mai 1989.

- Meininger V. *Sclérose latérale amyotrophique et insuffisance respiratoire*, J. Ergother 1990, 12, IV : 151-154.
- Passy F. *L'Intérêt du diagnostic infirmier dans l'incontinence urinaire du sujet âgé de plus de 65 ans*, Mémoire, École cadres de Poissy, 1990.
- Raphaël JC et al. *Le Syndrome de Landry-Guillain-Barré*, Rev Neurol, 1986 ; 142 : 6-7, 613-624.
- Raphaël JC et al. *Syndrome de Guillain-Barré et échanges plasmatiques*, Ann Med Interne, 1990 ; 7 : 593-596.
- Sabouraud O, Edan G. *Les formes bénignes de sclérose en plaques*, Rev Prat 218, 7 : 51-56, mai 1993.
- Serratrice G, Pelissier JF, Pouget J. *Les maladies neuromusculaires*, Paris : Masson, 1994.
- Tehindrazanarivelo DA, Massiou H, Bousser MG. *Les algies vasculaires de la face*, Paris : Ed. Techniques, Encycl. Med Chir, Neurologie : 17-023-A-70, 6 p., 1993.

Index

D

E

F

G

H

I

J

K

L

M

N

O

P

R

S

T

U

V

EDITIONS LAMARRE

Collection PRÉPA D.E. infirmière

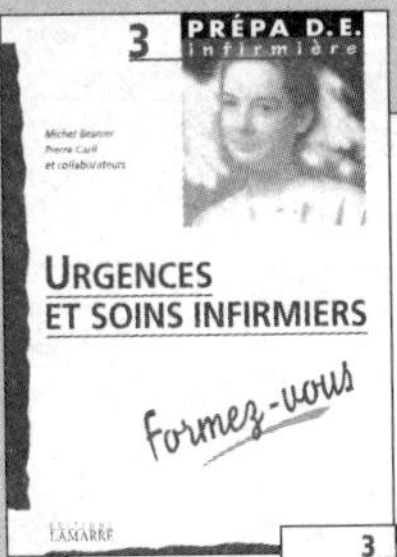

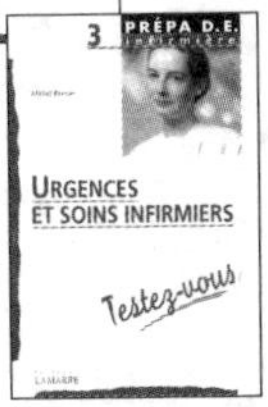

Elle s'adresse à tous les étudiants en soins infirmiers préparant le D.E. et aux infirmières souhaitant approfondir leurs connaissances.

Véritable passeport pour la réussite à l'examen et pour l'entrée dans la vie professionnelle, cette collection propose aux étudiants, pour chaque spécialité du programme :

- Un premier volume **« Formez-vous »** comportant :
  - une définition claire des compétences à acquérir dans chaque spécialité ;
  - les contenus théoriques et pratiques permettant l'acquisition de ces compétences.
- Un deuxième volume **« Testez-vous »** contenant des tests corrigés, en format de poche.

Un outil indispensable pour développer les compétences des étudiants en soins infirmiers et des infirmières d'aujourd'hui.

- **GÉRONTOPSYCHIATRIE** ***(Formez-vous, 1)***
  J.-P. Durand
- **PSYCHIATRIE PRATIQUE ET SOINS INFIRMIERS** ***(Formez-vous, 2)***
  N. Dolbeau, M. Abt
- **PSYCHIATRIE ET SOINS INFIRMIERS** ***(Testez-vous, 2)***
  P. Krzyzaniak, J. Monchaux
- **URGENCES ET SOINS INFIRMIERS** ***(Formez-vous, 3)***
  M. Besnier, P. Carli et collaborateurs
- **URGENCES ET SOINS INFIRMIERS** ***(Testez-vous, 3)***
  M. Besnier
- **SCIENCES HUMAINES ET SOINS INFIRMIERS** ***(Formez-vous, 4)***
  Interaction soignant / soigné
  M.-M. Million-Lajoinie, avec la collaboration de F. Hamel
- **NEUROLOGIE, NEUROCHIRURGIE ET SOINS INFIRMIERS** ***(Formez-vous, 5)***
  M.-C. Guillemin, C. Michel, P. Pradat, C. Riéra, H. Vignard
- **NEUROLOGIE, NEUROCHIRURGIE ET SOINS INFIRMIERS** ***(Testez-vous, 5)***
  M.-C. Guillemin, C. Michel, C. Riéra, H. Vignard
- **HÉMATOLOGIE ET SOINS INFIRMIERS** ***(Formez-vous, 6)***
  R. Traineau, C. Sliwka, F. Lefrère, M. Marolla
- **ONCOLOGIE ET SOINS INFIRMIERS** ***(Formez-vous, 7)***
  R. Guérin, M. Marolla, C. Sliwka
- **HÉMATOLOGIE, ONCOLOGIE ET SOINS INFIRMIERS** ***(Testez-vous, 6 et 7)***
  R. Guérin, M. Marolla, R. Traineau, C. Sliwka, F. Lefrère
- **SIDA ET SOINS INFIRMIERS** ***(Formez-vous, 8*** **et** ***Testez-vous, 8)***
  N. Bruni, D. Raffy, D. Vincenzi
- **SANTÉ PUBLIQUE ET SOINS INFIRMIERS** ***(Formez-vous, 9*** **et** ***Testez-vous, 9)***
  W. Hesbeen

Composition Patrice Pieraut, 46130 Cornac
Achevé d'imprimer le 13 avril 1995
sur les presses de l'imprimerie Maisonneuve
57160 Moulins-lès-Metz
Dépôt légal : avril 95
N° d'imprimeur : 95-03-0075